監修 森谷良彦
深水皓三
著 森谷良行

患者さんの心をつかむ総義歯臨床

「できない」が「できる！」に変わる
スキルアップのコツ

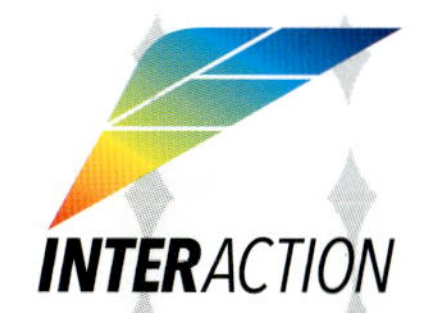

はじめに

秋日和の晴れあがった高麗川の土手端に彼岸花が咲き誇った頃、森谷良行歯学博士から総義歯補綴臨床の書物を公にするので、その「はじめに」の執筆を依頼されましたが、著者は私の愚息なので、すぐ引き受けるのに躊躇しました。しかし、

- 開業後の６年近くものあいだ、総義歯補綴臨床の理論や治療操作・手順に関する臨床現場で生じた数々の問題点や不明点を直接論議・解決してきた実績
- 少数受講者を対象とした、無歯顎患者治療に実際に携わりながら総義歯補綴治療の理解・技能を修得する臨床研修会を一緒に主催してきた実績
- 探り当てた先輩で、よき師である深水皓三先生が実践されている総義歯補綴治療も、自身の修練への良質な資料として励んできた実績

から、著者は総義歯補綴臨床の理論・技能について十二分に修練を積んだ総義歯補綴臨床の専門医に値すると認定し、本書の「はじめに」を執筆することとしました。これは、半寿を迎えた親として生涯の感慨無量の喜びでもあります。

総義歯補綴臨床の歴史は極めて古く、近年の超高齢社会では歯科医療における比重が増加していることから、数多くの書籍を自由に精読・参照できる環境にあります。歯学部学生を対象とした書籍は必須かつ基本的な理論と術式の習得を目的としていますが、続く臨床医への書籍は①平均値あるいは半調節性咬合器、②種々な顎堤の印象採得、③人工歯選択・排列などの対応による、総義歯の維持・安定・支持への影響を治療の１ステップで解決する理論・術式の習得を目的としているので、どちらかといえば臨床経験の長い臨床医向けのハイグレードな器材利用を伴う高レベルを説くものになっています。これらに対し著者は、臨床経験５年ほどで開業して地域歯科医療に携わり、臨床現場で生じた疑問や不明な箇所を膨大な量の文献や書籍、さらによき先輩・師などのアドバイスから適切で上質な資料を探り出し、苦労・努力に励んで解明してきた経験を活かし、歯学部学生でもなく臨床経験の長い臨床医でもない、まさに開業の頃の自分と同じ臨床経験の浅い、さらに患者への心の気配りのあるより良質な総義歯補綴治療を求める若い歯科医師へのよきアドバイスとする目的で本書を執筆しています。

本書では、まず心構えとして、「総義歯は高機能な高度人工臓器であり、装着後に患者が楽しい人生を拓くことを念頭におくべき最重要な事象とする」と述べ、そのあとに治療手順を見やすく章分けして記述しています。特に総義歯補綴治療の手順の各ステップでは、良好な治療効果を上げる秘訣が多数の大きくてわかりやすい図や写真によって楽に理解でき、成功する治療操作を迷わず円滑に行えるように配慮しています。たとえば調整のポイントを記載した Part 3 Chapter 8 では、図説に従って咬合調整を行うことで、重要な支持咬頭を残した両側性咬合平衡を適切に得ることができるでしょう。

著者自身が苦労・努力し修練して得た理論・技能資料を平易な文言で解説した本書を、読者諸氏が軽快に初めから終わりまで興味深く飽きずに読まれることを願っています。

2017 年 11 月
森谷良彦

はじめに（森谷良彦・深水皓三）

近年、健康長寿の延伸という国の方針により高齢者の寿命は驚異的に延び、100歳に到達すると言われています。しかし総義歯治療の現状は、「患者が満足している」とは言いがたいでしょう。

患者はどのような義歯を期待しているのでしょうか？　それは、大きくもなく小さくもなく、痛くもなく、噛みやすく、美味しく食べられ、見栄えもよく、なんともない義歯です。とある患者さんは、「失った機能を回復できるのならば、義歯は人工臓器だ」とおっしゃいました。私は、無歯顎になった口腔の治療は、いっそう進行した機能的および咀嚼系（感覚入力系—中枢処理系—運動出力系）の改善を目指した総義歯の体積や形態（マウスボリューム）による、「患者の本来あるべきデンチャースペースと顔の回復」（Watt & MacGregor）に尽きると思います。

＊　＊　＊

さてこの度、私と一緒に総義歯治療臨床コースを行っている森谷良行先生が、『患者さんの心をつかむ総義歯臨床』を上梓しました。この書籍は、

- 義歯治療が不得意で嫌いとおっしゃる先生
- 患者に義歯治療をどう話そうか？と思っているのだが、何から話そうか？と迷っている先生

に向けて執筆されました。本書を読むことで、患者に喜んでもらうための心構えもできますし、ちょっと難しい臨床内容もわかるでしょう。

たとえばContentsの1つに、「Part 2 総義歯治療成功の秘訣」（P.21～）がありますが、この項目が理解できると義歯治療がおもしろくなるでしょう。義歯を口腔内で安定させるには、相反する力、すなわち維持力（脱落を防止する力）と支持力（咬合に耐える力）を理解することが必要ですが、本書ではこれがわかりやすく解説されています。

また、義歯製作に関する数々の論文を執筆しているPound先生がおっしゃるように、患者と信頼関係を得るには率直に説明する、すなわち「手の内を見せて、何もかも知らせる」ことが大切です。本書でも「患者に説明する」「伝える」方法がいたるところで解説されていますので、きっと皆さんのヒントになるでしょう。

さらに本書では、私たちが取り組んでいる治療用義歯（本書では練習用義歯と表記）についても触れています。患者に「どんな義歯ができるのか」を口で説明するよりも、診断・治療用義歯で実感してもらい、装着して使用具合を調整し、使用心地、外見、安定したフィット感が得られるようになった時点で本義歯を製作するというステップを踏むほうが、患者も安心します。特に仕上がりに不安を抱く患者は、治療用義歯を試してから本義歯を製作するとよいでしょう。治療用義歯を用いた総義歯臨床の導入書としても、本書は役立つと思います。

本書が、皆さんの総義歯臨床の糧となることを願っています。

2017年11月
深水皓三

Contents

Part 3　目からウロコの義歯製作 9つのステップ

Contents

Contents

Part 4　さらなる高みを目指した総義歯治療の実践

監修者・著者紹介

【監修】

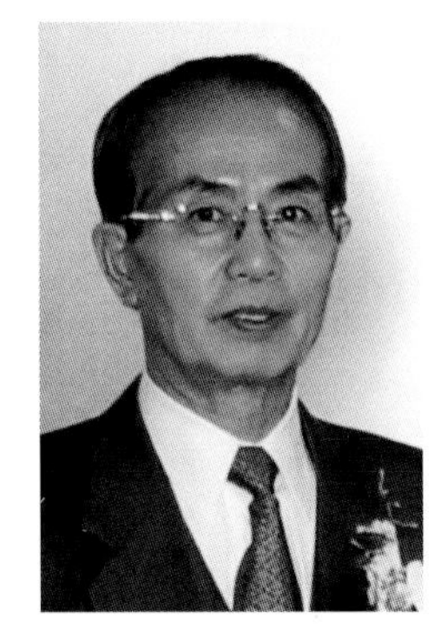

森谷 良彦　もりや よしひこ
日本大学 名誉教授

【略歴】

1963 年　日本大学歯学部 卒業
1967 年　日本大学歯学部 助手
1971 年　日本大学歯学部 講師
1971 年　日本大学歯学部付属歯科技工専門学校 兼担講師
1974 年　日本大学歯学部 助教授
1983 年　日本大学歯学部 教授
2000 年　日本大学歯学部歯科補綴学Ⅱ 教授併任
2002 年　日本大学総合科学研究所 教授
2004 年　日本補綴歯科学会 特別功労賞受賞
2006 年　日本大学 名誉教授

日本大学歯学会名誉会員、日本補綴歯科学会名誉会員、同・終身指導医ほか

【監修】

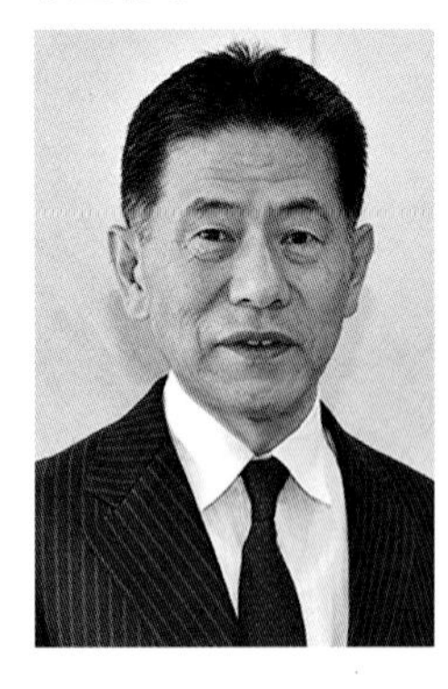

深水 皓三　ふかみず こうぞう
東京都中央区・銀座深水歯科 院長

【略歴】

1970 年　日本大学歯学部 卒業
1974 年　日本大学歯学部総義歯補綴学講座 助手
1978 年　日本大学歯学部総義歯補綴学講座 講師
　　　　　日本大学歯学部付属技工専門学校 講師
1985 年　日本補綴歯科学会 幹事・評議員
1986 年　東京都港区にて開業
2002 年　東京都中央区にて移転開業

日本補綴歯科学会指導医、日本顎咬合学会指導医、日本歯科審美学会理事、日本顎咬合学会評議委員、
日本補綴学会指導医・専門医、日本抗加齢医学会会員ほか

【著者】

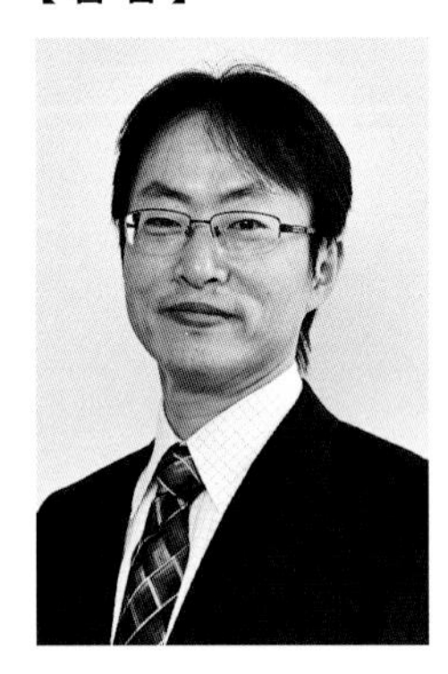

森谷 良行　もりや よしゆき
埼玉県坂戸市・もりや歯科 院長

【略歴】

1996 年　日本大学歯学部 卒業
2001 年　埼玉県坂戸市にて開業
2002 年　日本大学歯学博士 授与
2007 年　歯科医師臨床研修指導歯科医修得

日本補綴歯科学会会員、日本歯周病学会会員、日本ヘルスケア歯科学会（同・認証診療所）、
特定非営利活動法人一歯一心会代表理事

Part 1

患者に
喜んでもらうための心構え

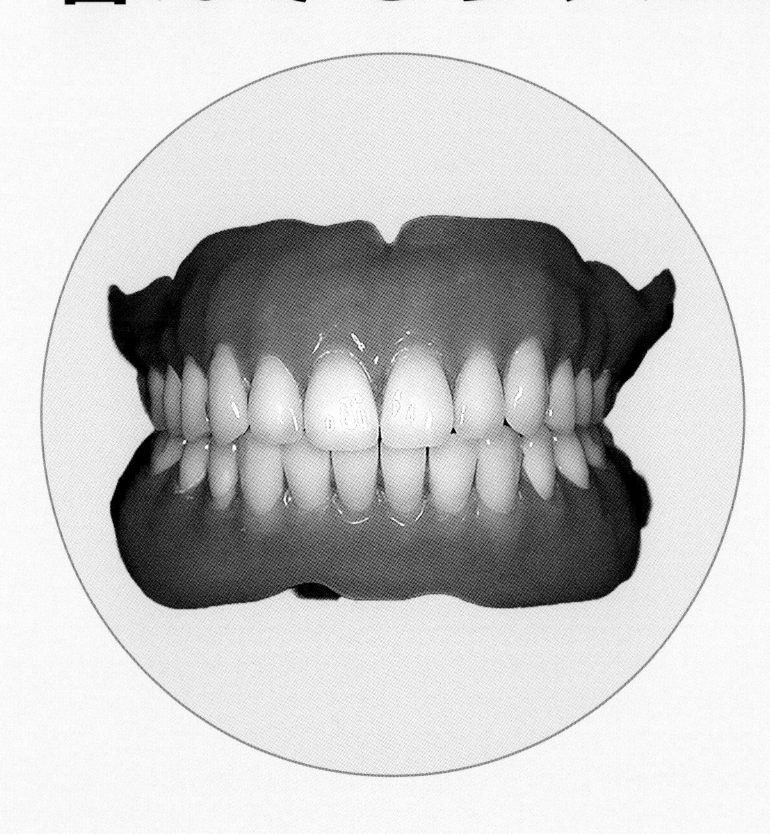

Chapter 1 義歯治療は楽しい

1 義歯は高機能で高性能な人工臓器

身体の四肢を補う義肢、人工心臓、義眼など、人工臓器といわれているものはたくさんありますが、義歯ほど高機能で高性能な人工臓器はないと思います。なぜなら、

- どんなものでも握ったり運動したりすることができる義手
- 見栄えもよく、走ることができる義足
- 見栄えも自然で、見ることができる義眼

は残念ながらまだ存在しないにもかかわらず、義歯は見栄えを回復し、失っていった機能を回復することができるからです。人工臓器の最大の目標は、見栄えを補うことと機能を回復することにあります。歯科業界はもっと胸を張って高機能で高性能な人工臓器である義歯(**図 1-1-1**)を創ることができることを伝えてもよいと思います。

今までそのようなアピールがなかったこと、本来の人工臓器である義歯を製作することができなかったことから、患者は「義歯はこんなもの」「こんな程度」と見限ってしまい、義歯になることへの抵抗感と悲壮感を持っていると筆者は感じています。もし、そのように感じている患者の期待をよい方向へ裏切ることができたらどうでしょうか？　そんなことが実現できたら、患者たちが感動するのは確実です。また、実現していない今だからこそ、それを実行することで他歯科医院との違いが明確になってきます。

義歯に本気で取り組むとどんなことが起こるのか——想像するだけでワクワクしてきませんか？　楽しくなってきませんか？　筆者は楽しくてしょうがありません。

2 義歯装着は、患者の第2の人生を切り拓く！

患者は義歯を入れたいのではありません。本当は、義歯を入れることで叶えたい未来が明確になるから義歯を入れているのです。つまり、義歯装着がゴールではなく、患者が本当に叶えたいことを実現するための手段が義歯装着なだけです。叶えたいことが不明瞭な患者に対しては、実現手段としての義歯装着の必要性の理解が治療の成功の秘訣であり、患者満足に繋がっています。

患者が叶えたいことはいろいろあります(**図 1-1-2**)。叶えたい未来のために一緒に治療を行い、そしてそれを叶えた時の患者の感動はものすごいです。叶えて人生が終わりというわけではありません。よりパワフルに人生を謳歌している姿を見せてくれます。つまり義歯臨床は、患者の第2の人生を切り拓くきっかけになるのです。

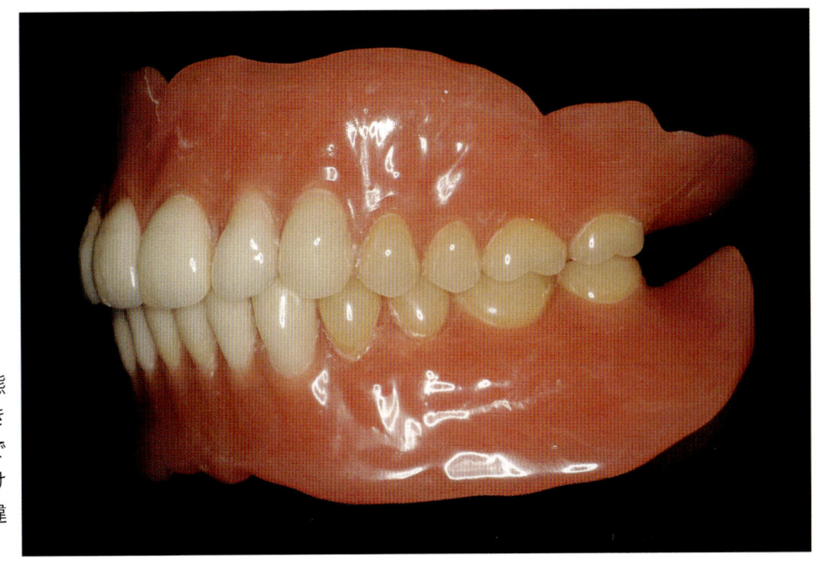

図 1-1-1 ●義歯を見ると、人工歯の形態や義歯床辺縁の外形線と形態に目が行きがちだが、義歯床研磨面をよく見るべきである。歯肉形成はどんな形でもよいわけではない。形態にこだわることで患者の違和感は減少し、人工臓器たる義歯となる。

孫と一緒に外食に行きたい	カラオケに行きたい	家族と一緒に旅行に行きたい
コンサートに行きたい	お散歩に行きたい	友だちとランチに行きたい
家族と同じ食事を食べたい	自分の顔を鏡で見たい	マスクをしないで外を歩きたい

図 1-1-2 ●患者が「叶えたいこと」として筆者が聞いた内容の例。

③ 患者の「叶えたいこと」を聞いてみよう！

患者の本当に叶えたいことは、どうやって聞き出せばいいのでしょうか？　もちろん歯科医師であるあなたが聞いてもいいでしょう。奇をてらわず、「どんな義歯を作りたいですか？」と質問してみることがすべての始まりです。

しかし、患者は歯科医師に対する壁を作っていることがあります。たとえば、毎回治療に通っている時の不満や愚痴、痛みがあったことを、患者は歯科医師に言わないことがあります。患者は歯科医師に言うことで「怒られるのではないか」と恐れているからだと思います。これと同じで、「こんな夢を語ったら笑われるかもしれない」「怒られるかもしれない」と患者は思ってしまうようです。患者に聞く時は、そのことを相当意識する必要があります。

しかし、そんな患者の壁を簡単になくす方法があります。歯科医師が聞かなければいいだけです。受付スタッフや歯科衛生士、歯科技工士が聞くだけでも壁はなくなることが多々あります。先程の治療に対する不満なども、スタッフが仲介することで患者は気兼ねなく伝えてくれます[*1]。

歯科医師とスタッフは、ともに「義歯製作は歯科医師の仕事」という固定観念を持っていることが多いのではないでしょうか。歯科医師だけではなくスタッフが治療に加わることで、患者の本音をドンドン聞き出すことができる――いや、患者が自然に言ってくれるようになります。

義歯臨床に本気で取り組むことで、歯科医院の雰囲気もどんどんよくなっていくでしょう。

＊1　患者からのクレームをスタッフ経由で聞いた後は、絶対に患者を叱ってはいけません。伝えてくれたことに感謝することで、患者は次回からもっといろいろなことを言ってくれるはずです。当たり前のことですが、義歯を装着しているのは患者です。その訴えを真摯に受け止めないと信頼を失います。歯科医師の先生は患者なのですから。

Chapter 2 歯を失うとはどういうことか

1 直接的に失うもの・間接的に失うもの

当たり前ですが、患者は天然歯・歯槽骨・歯肉を失っています。それに伴って感覚受容器・脈管系なども失っていることを忘れてはいけません(**図 1-2-1**)。

これらは直接的に失うもので、間接的なものは計り知れません。咀嚼筋群の筋力も衰えるだろうし、皮膚のハリも衰えてくるでしょう。はたまた、発音や歩行にも影響するかもしれません。

さらに、患者の気持ちの変化が必ずあるはずです。歯を失ったことを後悔したり、義歯になることに抗っていたり、「まだ大丈夫」と何かわからないことに期待していたりする人もいます。

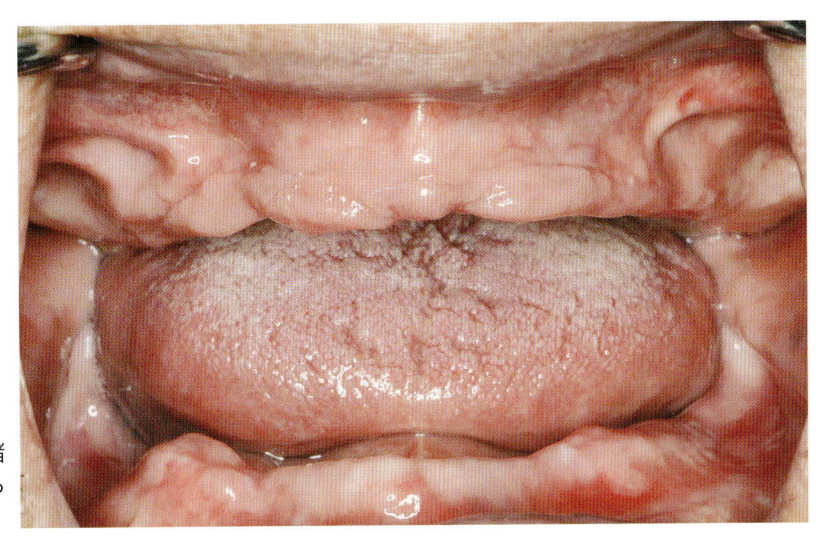

図 1-2-1 ●歯を失うことで、口腔内の諸組織がどのように失われていくか想像することが大事(☞ P. 56 参照)。

② 義歯に期待されていること

これらを考えると、義歯に期待されることとして、

- 物質的な回復
- 機能的な回復
- 感覚の回復
- 心の回復

が含まれていることを忘れてはいけません。

従来の方法でも、物質的で機能的な義歯を製作することはできます。では、患者の心のケアはどうでしょうか？　残念ながら、心のケアは「術者の技量次第」だったかもしれません。しかし安心してください。本書の節々で語っているように、チームで義歯製作を進めていくことで、患者の心もどんどん明るく前向きになってきます。

感覚の回復はどうでしょうか？　これは、患者本来の咀嚼・嚥下・構音という口腔機能と、歩行などの全身運動を意識しながら義歯の形態を決めていく製作方法を採用することで、失った感覚を別回路で補ってくれるようになります[*2]。

義歯治療を行う際は、「この治療（やステップ）を踏むことで、どんな回復に繋がるのか」を理解しながら進めることが、患者が期待する「回復」に近づく第一歩です。

＊2　「感覚を補う」つまり味覚・触覚の回復に関しては、まだエビデンスとして公開できないことがたくさんあります。その理由として、

- 感覚が回復しているということの実証が大変困難であること
- 失う前と後で、同一の患者での検証がほぼできないこと

があげられます。これらについては、「機能を取り込んだ義歯」の第一人者である深水皓三先生（銀座深水歯科）が日々研鑽されていますので、近い将来公開されるかもしれません。

Chapter 3 生体に適合した義歯の効果

① 生体に適合した義歯が作り出す5つの効果

無歯顎になった人に、美味しく楽しく食べることが可能な義歯を提供することができると、次の5つの効果を得ることができます。

①リラックス効果：外れない・痛くない・入れている感じが少ない
②美食効果：美味しく楽しく食べられる
③健康増進効果：身体がどんどん健康になってくる
④アンチエイジング効果：食事を細かく咀嚼でき、消化にも一役担うことで、全身が内側から若返ってくる
⑤美顔効果：老け顔が解消される

実際、患者本来の機能を最大限発揮することができる義歯を装着していると、10数歳若返ったように見えるだけではなく、行動そのものが若返ります。豊齢線も薄くなるし、血色もよくなるし、肌のハリも出てきます(**図1-3-1**)。これはなぜでしょうか？筆者は、義歯を介して嚥下・咀嚼・構音、そして失ってしまった感覚を取り戻すことで、筋肉と神経そして脳の活性に繋がっていくからと考えています。だから若返るのです。

90歳の方が、ひとりで外出なんて珍しいことではありません。筆者の診療室には元気に話をしてくれる年配の方が多くいます。皆さんものすごくパワフルですよ。

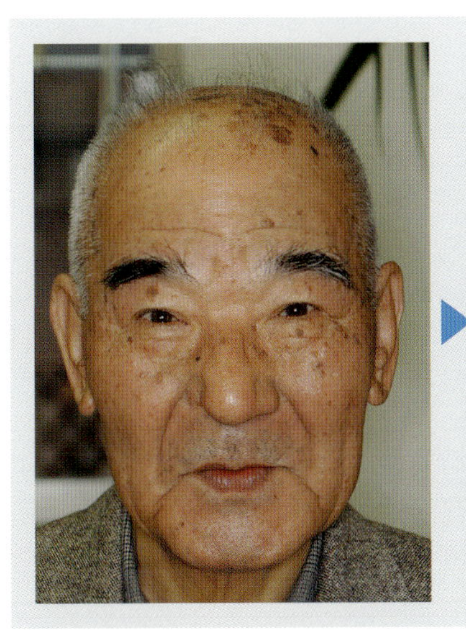
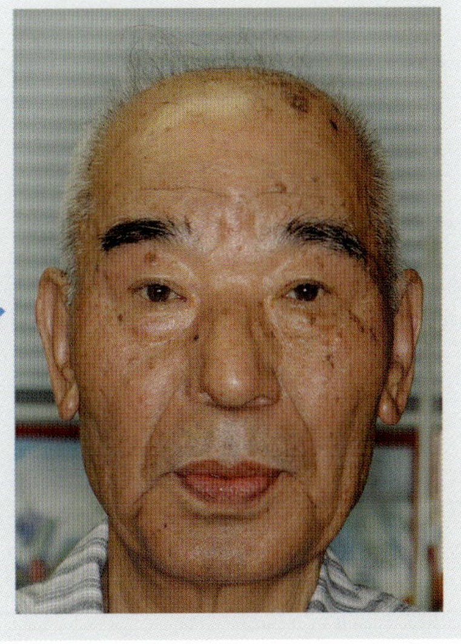

図1-3-1 ●左は術前、右は術後。術前は口元が凹んでしまい、鼻の下が間延びして、上唇が下唇に巻き込まれていた。また豊齢線がくっきりとして、目が小さく、顔全体にハリも精気もないような感じだった。術後はどれもその真逆になっている。

●一般的な義歯の製作ステップ

印象採得 → 義歯完成

●生体に適合した機能を取り込んだ義歯の製作ステップ

印象採得 → 練習用義歯（1つ目の義歯） → 義歯完成（2つ目の義歯）

図 1-3-2 ●一般的な義歯の製作ステップと、生体に適合した機能を取り込んだ義歯の製作ステップの違い。一般的な義歯は静的な状態の印象採得により義歯を完成させるが、生体に適合した義歯では、咀嚼時や会話時の顎運動や筋肉の動きを見定める練習用義歯を介して機能を取り込み、最終的な義歯を完成させる（☞ P. 118 参照）。なお、「一般的な義歯の製作ステップ」での完成義歯は、患者の同意を得て試験的に口蓋をクリアーレジンで製作したもので、通常であればライブピンクで製作している。

② どうすればそんな義歯を作ることができるのか？

前述の５つの効果を最大限に発揮できるようにするためには、２つの義歯の製作が必要になります。なぜなら、１つではその患者の機能を見ることができないからです（**図 1-3-2**）。

義歯製作時の印象採得は、話をしたり、食事をしていません。そのため、まず１つ目の義歯を用いて、患者自身が話している時や食べている時の顎の動かしかた・筋肉の使いかたを取り込んだ「義歯の型」を造り込んでいきます（これを練習用義歯や治療用義歯、リハビリ義歯といいます）。

そして、１つ目の義歯から得られた情報を、２つ目の最終的な義歯に模倣して取り込み、完成に持っていくのです。

患者の本当に叶えたい想いのすべてを叶えるのが理想ですが、思った以上の効果が出ない時もあります。しかし、１つ目の義歯を通じて患者は義歯の使いかたをマスターしているので、１つしか製作しない時よりも大きな満足を得ることができます。

何か１つでも患者が効果を実感すれば、その義歯は患者にとってかけがえのないものとなり、宝物を扱うように大事に使うようになるでしょう

Chapter 4 義歯臨床でつまづかないために

筆者の周りにも、「義歯治療が不得意で……」「嫌いで……」とおっしゃる先生がいます。その大半が、ポイントや目のつけどころがわからないと感じているようです。「理解していないことをすると失敗するんじゃないか」という不安を抱いていたり、「患者の反応がこわい」と疑心暗鬼にまでなっている先生もいます。そんな先生こそ、一旦冷静になって考えてみましょう。**誰でも最初からできたわけではない**ことを。誰もが少しずつ上手になっていったはずです。

Part 1の最後に、筆者から2つのアドバイスを皆さんに贈りたいと思います。

① よき師を探そう

上手になるために最低限必要なことは、「自分の情熱」と「よき師の存在」だと筆者は考えています。

情熱については、あえて語る必要はないでしょう。よき師に関しては、限界を感じたり挫折しそうになった時に、あなたをよき方向へ導いてくれるからです。

筆者には2人の師がいます。1人は日本大学歯学部総義歯補綴学講座の元教授であり、実父でもある森谷良彦先生です。父には義歯治療のすべてのベースを教わりました。チャレンジして、失敗して、質問して、またチャレンジする、ということを何度となく繰り返してきた筆者を、父は根気強く見守ってくれました。そんな父には、感謝以外の言葉が見つかりません。血のつながりがあったからこそできた師弟関係だと思っています。

もう1人は、銀座深水歯科の深水皓三先生です。「こんな義歯臨床をしたい」という思いはあるものの、自分の実力に限界を感じていた時に深水先生に出会いました。深水先生が実践されている義歯臨床はまさに筆者が目指しているものであり、先人として歩まれている深水先生に強く感銘を受け、以来何度となく銀座に足を運んでいます。

筆者は「情熱は誰にも負けない」と自負していますが[*3]、この2人の師に出会うことなく1人でやっていたならば、きっとつまらなくなり、挫折していたかもしれません。両先生との交流を通じて、志を同じくする仲間も増えました。仲間とともに切磋琢磨することで、今日の筆者ができあがったともいえます。

＊3　情熱を込め本気で義歯臨床をしていると、患者と意見が衝突することもしばしばありますし、叱ることもあります。また、きっぱりと治療を断る時もあります。断るのは、患者が「入れても痛くなかったら」「入れていられたら」のように他人まかせな姿勢でいる時です。そんな患者には、「僕1人で入れ歯を作るわけではありません。○○さんの『入れ歯を入れたい』という気持ちがそれほどでもないようなら、作らないほうがよいですよ」と伝えています。筆者より年長の患者に失礼なのは重々承知しています。しかし、こちらは本気で義歯製作をしているのですから、これはどうしようもありません。

●審美的に改善できなかったが、その当時はこれ以上できなかった

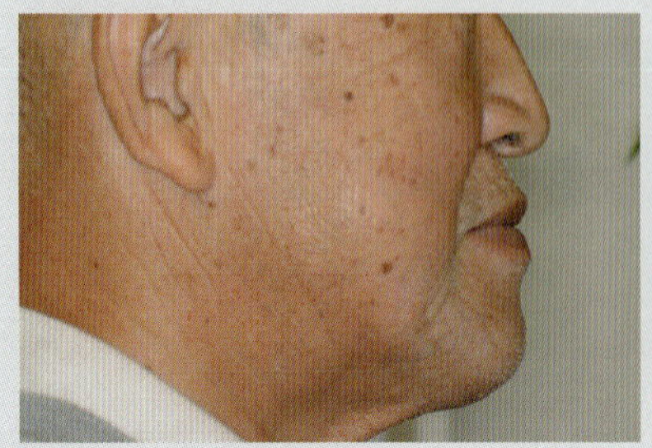

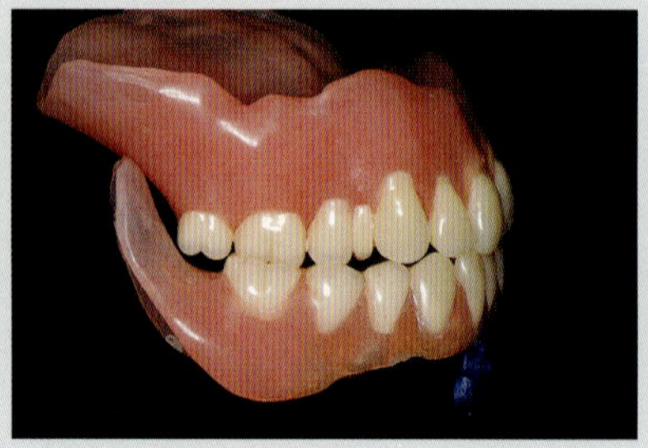

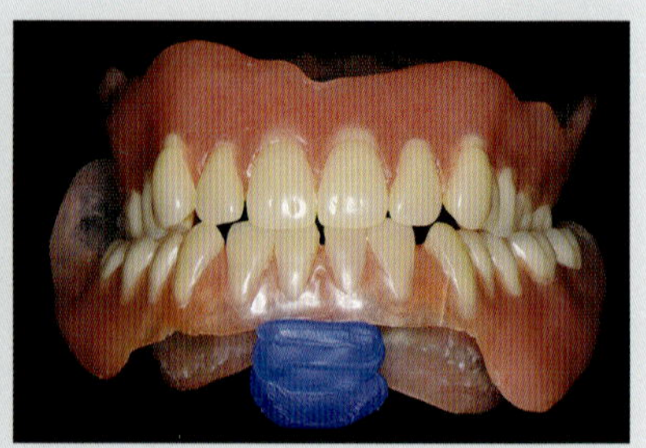

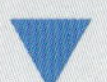

●数年後、練習用義歯を用いて機能回復を図ることができた

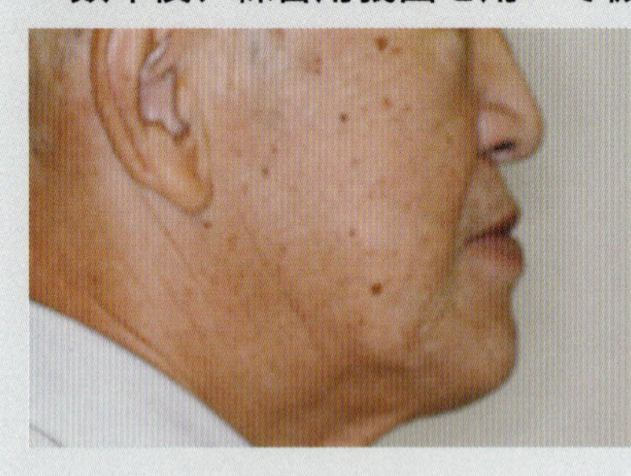

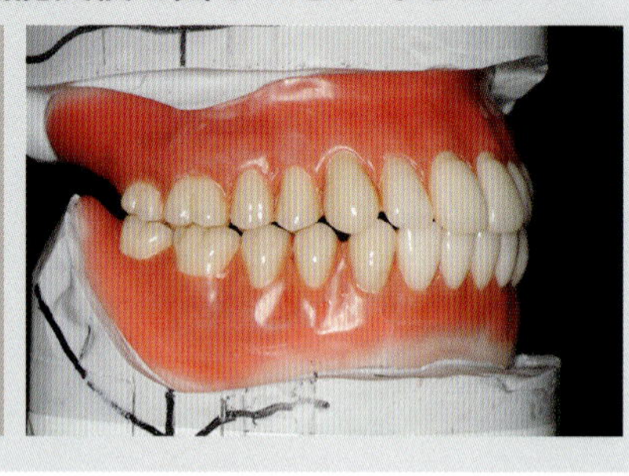

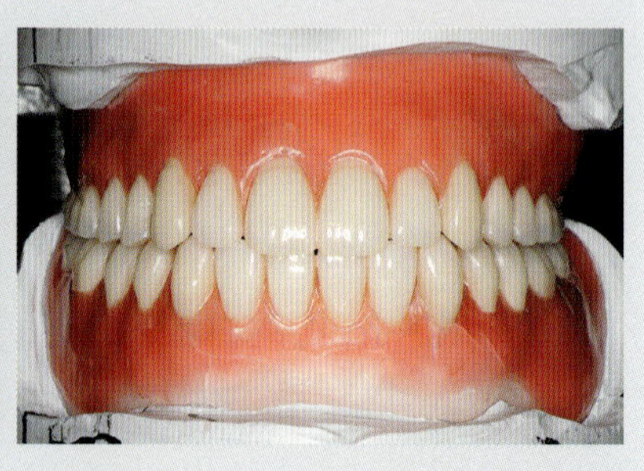

図 1-4-1 ●下顎前突症例に対して、最初に製作した義歯は審美的にも機能的にも患者に満足してもらえなかった。数年後、もう一度義歯製作のチャンスをいただき、上唇の豊隆を変化させることで患者・術者ともに満足することができた。当時の義歯と、現在の自分の知識・技術を比較することで、学びを深めることができた。このような客観的な比較は、ある程度以上の資料（写真や模型、記録など）が残っていなければ困難である。まだ資料採得をしていないならば、今からでも遅くはないので、すぐにでも実行に移して欲しい（☞ P. 122 参照）。

2 できること・できないことを伝えよう

自分の技量よりもちょっと上の症例を経験すると、ぐっと臨床力はレベルアップします。しかし、今の自分の実力では無理な難症例の患者が来院したら、どうされますか？

- 患者には内緒にして、治療をしていきますか？
- 患者に伝えて、チャレンジさせてもらいますか？
- 患者に伝えて、その治療ができる歯科医院を紹介しますか？

ほかにも選択肢はたくさんあるでしょう。

筆者はこのようなシチュエーションになったら、患者と話し合いをして方針を決めるようにしています。患者に過度な期待をさせたり、嘘をつく必要はありません。真摯に『できることはでき、できないことはできない』と患者に伝えることが大事です。

無理をすると過剰なストレスを抱え込むことになりますし、失敗したら二度とやりたくなくなります。義歯臨床を続けていこうと思うならば、まずは正直者になることをおすすめします（**図 1-4-1**）。

Part 2

総義歯治療成功の秘訣

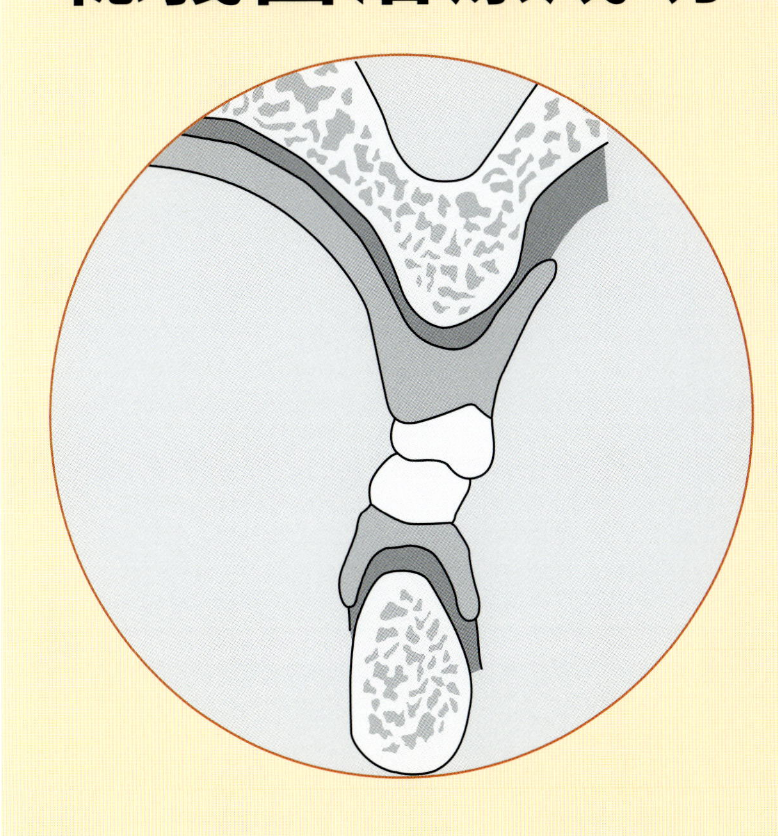

Chapter 1

義歯の安定に必要な2つの力

総義歯を口腔内で安定させるためには、次の相反する力を理解する必要があります。

- 義歯が脱落するのを防止する力：維持力(**図 2-1-1**)
- 咬合力に耐える力：支持力(**図 2-1-2**)

です。これが義歯床の全面と一歯一歯の人工歯に関与してきます。義歯が脱落しないのは維持力だけが働いているのではなく、維持力と支持力が同一線上の相反するベクトルで拮抗していることで、その部位に安定し続けることができるのです(反力、抗力)。想像しづらいのですが、その部位に安定し続けているのは力を受けていないからではなく、力のベクトルバランスが均衡している状態だからです(**図 2-1-3**)。

そもそも私たちの住んでいる地球は重力という力がすでにかかっています。その重力に対してどのように均衡を保つのかも意識しなくてはなりません。具体的な例をあげるとすると、金属床は重いから外れるのではありません。重みに拮抗する維持力が不足しているだけです。

また、均衡が保てないことで義歯が不安定になり、移動、変形、変位、破壊へと繋がります。言うまでもなくその際に、疼痛として患者の訴えが生じるのです。

部分床義歯での維持力は歯が負担して、支持力は歯根と粘膜が負担しますが、総義歯では維持力・支持力ともに粘膜面(顎堤)が負担しています。

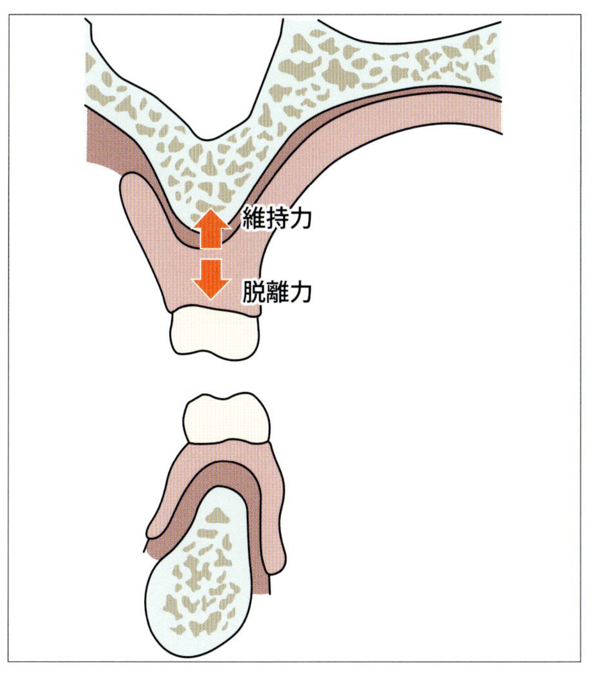

図 2-1-1 ●脱落する力に拮抗する力が「維持力」（参考文献1より引用改変）。

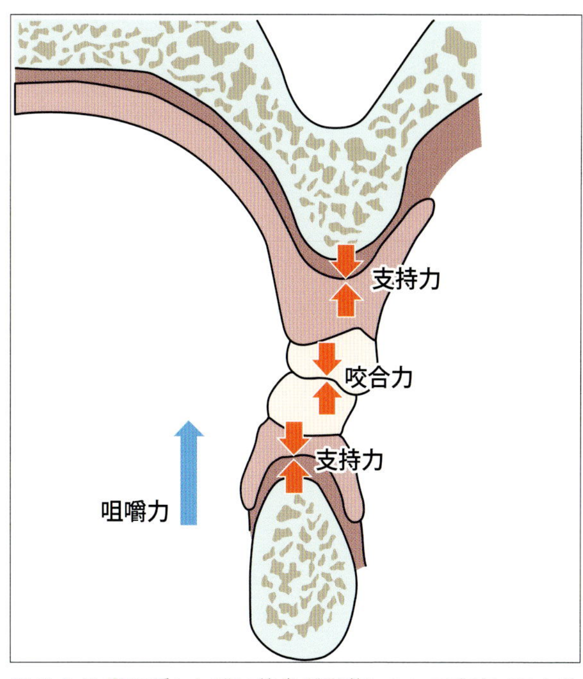

図 2-1-2 ●咀嚼した時に義歯が脱落しないで安定するための力が「支持力」（参考文献1より引用改変）。

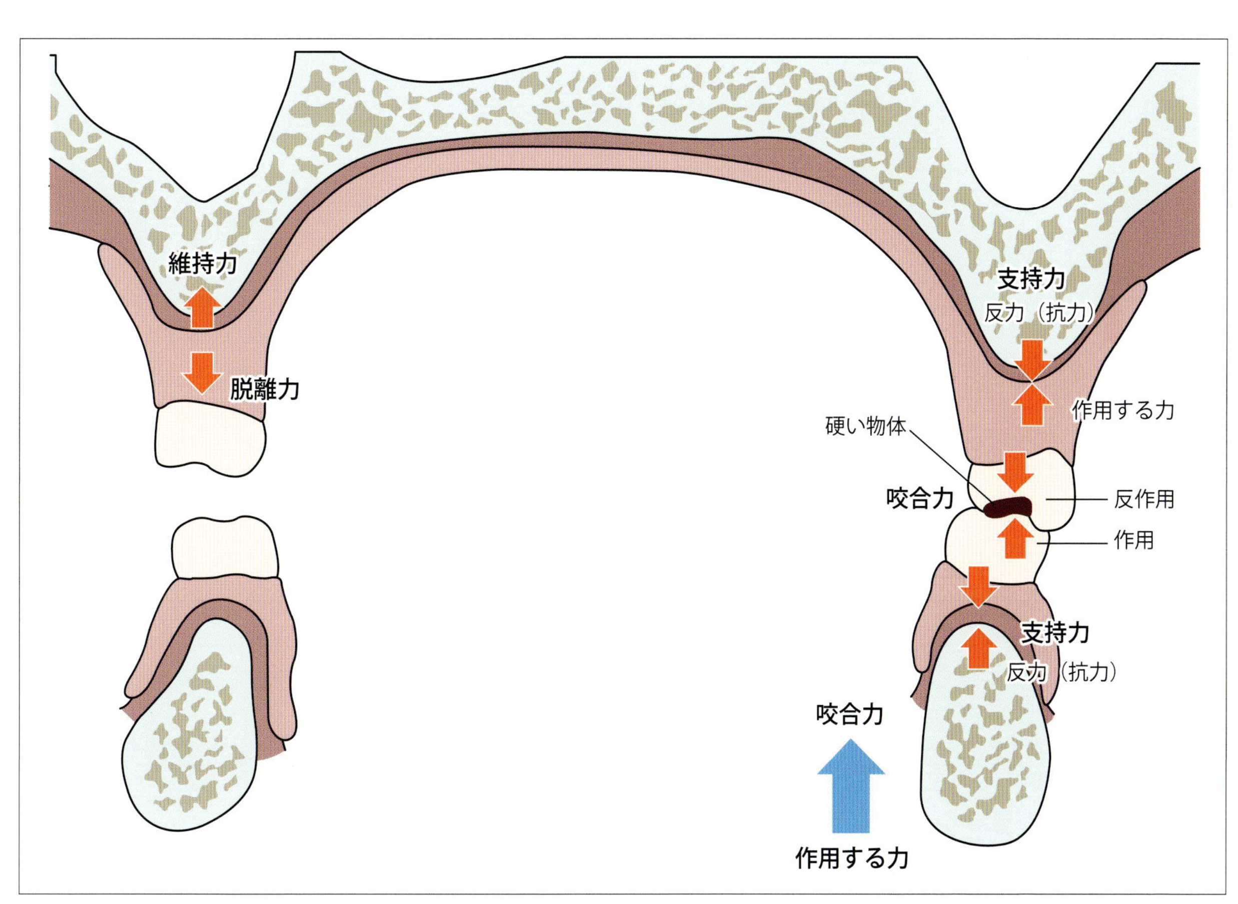

図 2-1-3 ●総義歯の場合は、すべての部位で力のバランスを考える必要がある。たとえば左側で咀嚼すれば、食物を噛み切る力に拮抗する支持力がメインになり、右側では義歯が脱落しないための維持力がメインになる（参考文献1より引用改変）。

Chapter 2

脱落を防止する力「維持力」を理解する

義歯の脱落を防止するためには、安静時と運動時を分けて考える必要があります。また、維持に関わる要因として

- 義歯床下粘膜面の表面積
- 口腔粘膜との適合性
- 義歯床辺縁の封鎖性

と、**図 2-2-1** に示す６つの維持との関係性を理解することが大事です。

1 安静時の義歯に関与する維持力

安静時の義歯は、

- 唾液による表面張力によって陰圧になることで得られる維持力（①②③）
- 小帯や可動粘膜など義歯床辺縁へ影響する解剖学的形態を考慮して得られる維持力（④）
- 上顎結節や後顎舌骨筋窩などのアンダーカットを利用して得られる維持力（⑤）
- 口腔周囲筋群の運動を阻害しないような義歯床辺縁や研磨面の形態を利用して得られる維持力（⑥）

（カッコ内の数字は**図 2-2-1** の①～⑥）

により脱落を防ぐことができます。

これらからわかるように、安静時の維持は印象採得の良し悪しで決まります。

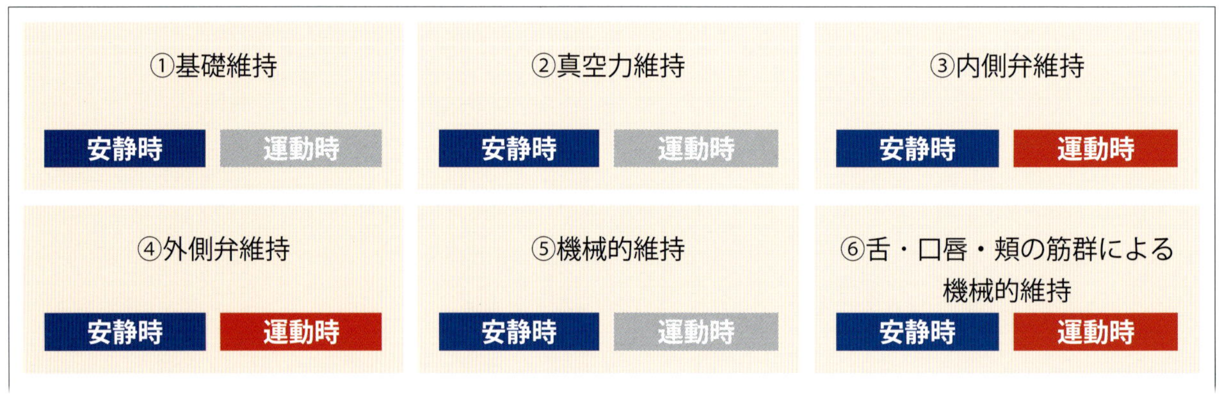

図 2-2-1 ●総義歯に影響している維持力。①～⑤は安静時の維持力として、③、④、⑥は運動時の維持力として影響を与える。

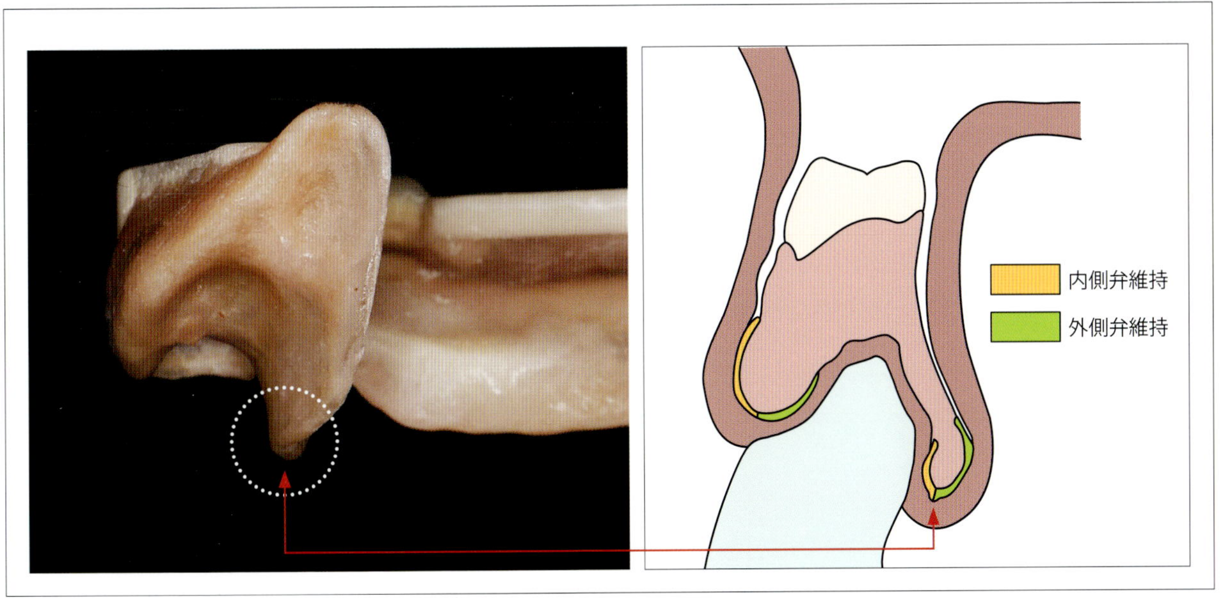

図 2-2-2 ●義歯床辺縁形態はコルベン状（ドイツ語の kolben（棍棒）に由来しているといわれている）と呼ばれることが多いが、実際は内側弁と外側弁の移行部は円形や楕円形ではなく、細い凸状になることがある。（参考文献1より引用改変）。

② 運動時の義歯に関与する維持力

1）内側弁維持と外側弁維持を理解する

運動時の義歯は、義歯と口腔粘膜との空隙が運動していても閉鎖している状態になることで、脱落することなく口腔内に安定します。つまり、運動時の可動粘膜の不動部位を③内側弁維持により閉鎖し、同じく可動部位を④外側弁維持が閉鎖することで義歯が安定するのです（**図 2-2-1**）。義歯床辺縁の最頂点より床下粘膜面側が内側弁維持に有効な部位で、最長点より研磨面側が外側弁維持に有効な部位になります（**図 2-2-2**）。

可動粘膜（咀嚼粘膜）は筋肉によって牽引されて形態が変化していくので、筋肉の影響がどのように起きるかを知っておくとよいでしょう（☞ **P. 26 図 2-2-3 参照**）。

2）運動時の維持を高めるには、「機能の取り込み」が必要

さらに運動時の義歯を安定させるためには、「⑥舌・口唇・頬の筋群による機械的維持」を得ることが欠かせません。しかし、これは患者固有の運動を理解することで得られるもので、印象採得にて確認することは不可能です（☞ **P. 27 図 2-2-4a**）。また術者が意図的に付与したとしても不十分なことが多いでしょう。

もし運動時の維持力（**図 2-2-1**の⑥舌・口唇・頬の筋群による機械的維持）の最大化を目指すならば、義歯を使用しながら機能を取り込む以外に方法[＊4]はありません（☞ **P. 27 図 2-2-4b 参照**）。

＊4　手順の詳細は **P. 108** を参照ください。

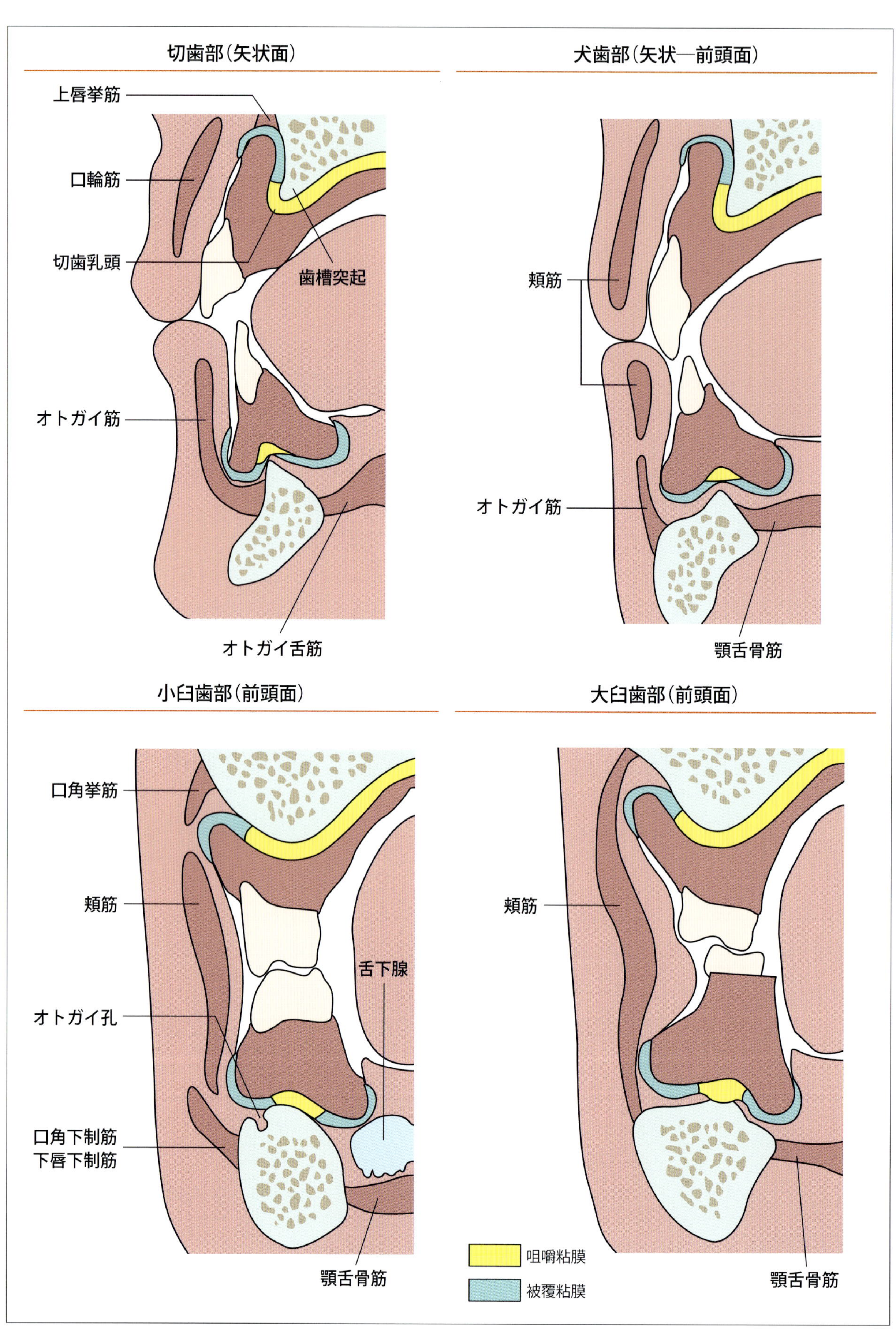

図？？？●解剖学的な特徴を踏まえながら、どの辺にどのような筋肉と組織があるのかも理解しておくことで、あらかじめ義歯の形態を考えることができるようになる（参考文献1より引用改変）。

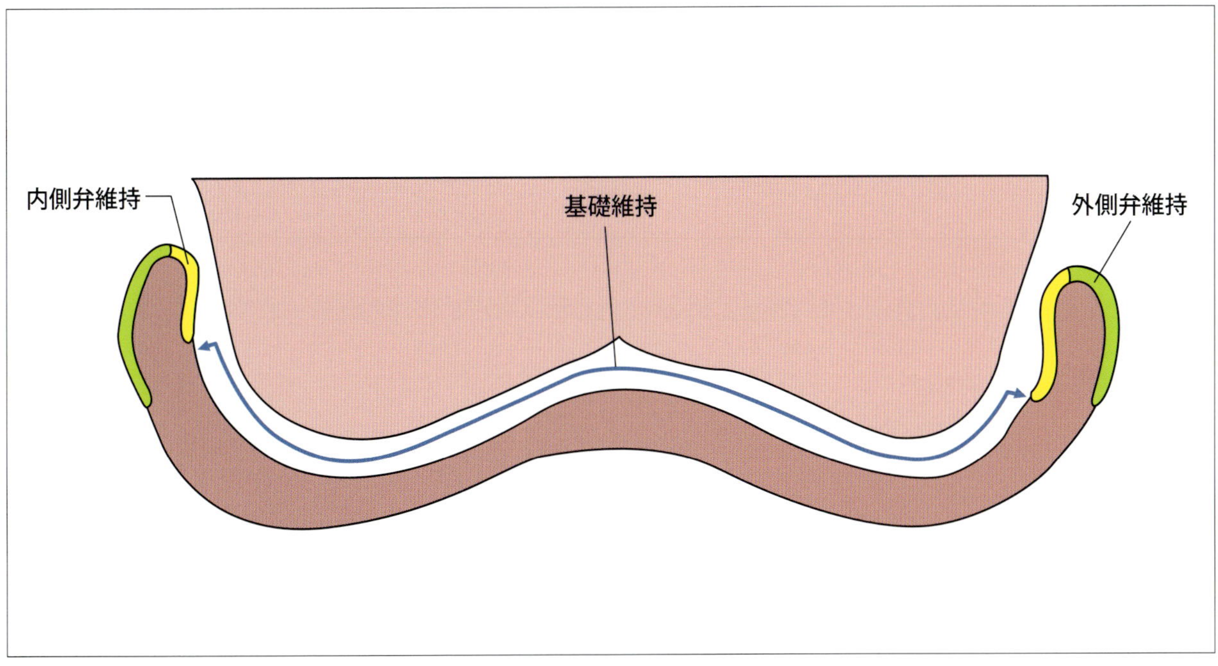

図 2-2-4a ●印象採得だけでは基礎維持と内側弁の一部（義歯床辺縁全周に対して）しか再現することができない（参考文献1より引用改変）。

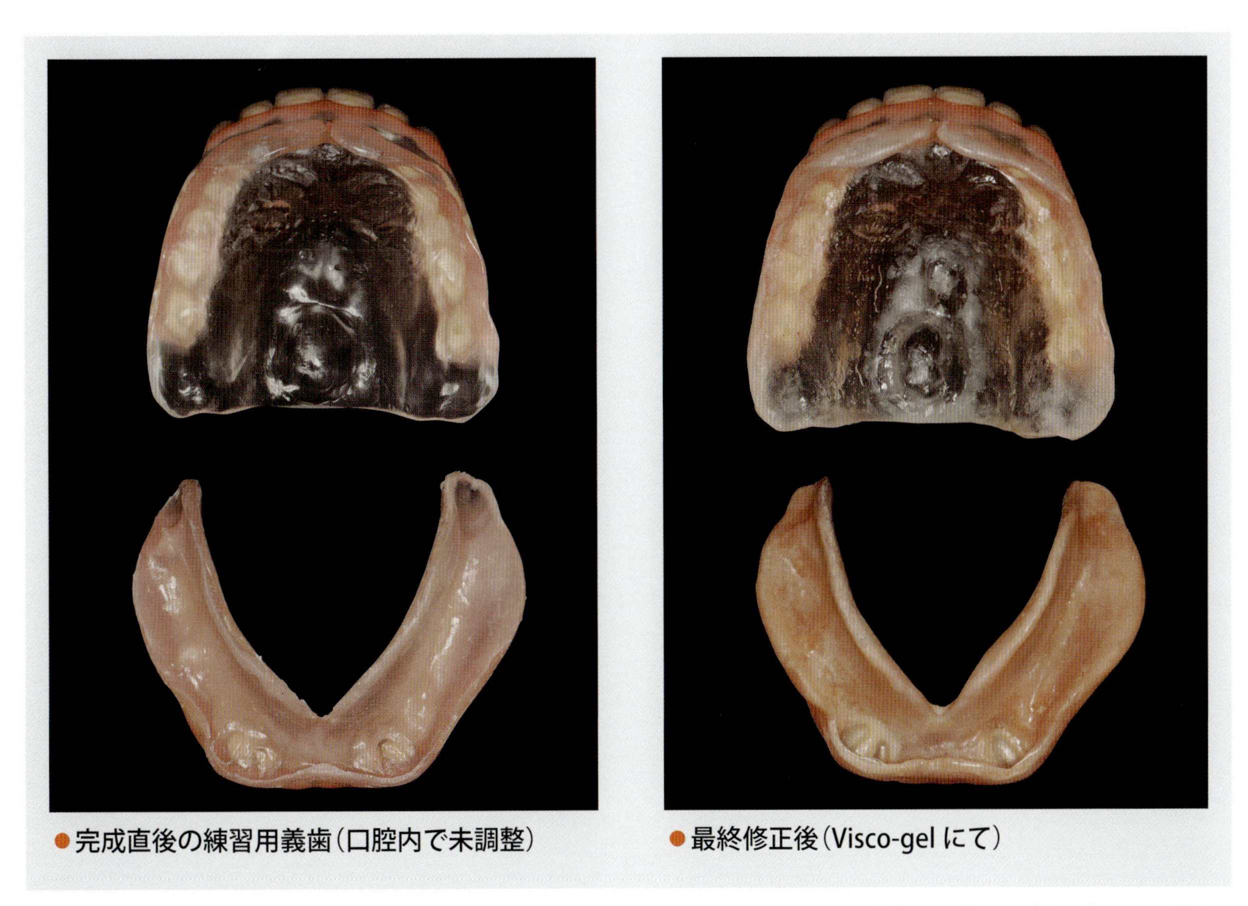

図 2-2-4b ●完成直後の練習用義歯と最終修正後の義歯を比較すると、COE-SOFT（ジーシー）の形態の違いと、透明のVisco-gel（DENTSPLY）が薄い層として乗っているのがわかる。その分だけ印象採得の限界があるとも言えるが、機能を取り込むとこれだけの差が出るということでもある。

Chapter 3 咬合に耐える力「支持力」を理解する

義歯床下組織である口腔粘膜と骨は、支持組織ともいわれ、義歯に加わる咬合力や咀嚼力、つまり支持力を負担する組織です。支持組織の負担能力を超えるような過度な咬合力や咀嚼力が加わると、疼痛が生じたり、義歯が動揺してきます。十分な支持力を得るには、患者側と義歯側の要因を考慮する必要があります。

① 患者側の要因

1）義歯床下組織の性状

歯を失う原因によって、口腔内組織はいろいろな状況に変化していきます（**図 2-3-1**）。その変化によって支持力を負担する能力は変化します。また加齢によっても変化するので、診査・診断の際には十分に注意を払う必要があります（☞ **P. 56 参照**）。

被圧変位量と負担能力は部位によって異なるため、義歯を使用しながら調整をする必要があります。

2）下顎位と下顎運動の偏位

歯を失っていくにしたがい、下顎位は低位になり前方へ偏位しやすく、また左右のどちらかに偏位することで移動側の下顎頭が関節窩の後外方へ偏位していることが多々あります（**図 2-3-2**）。そのため義歯は不安定になり、疼痛を起こしやすくなります。疼痛を回避しながら咀嚼や構音を行うためには、口腔周囲筋や舌を緊張させて義歯の安定を図り、下顎運動を抑制する必要がありますが、その結果として関節窩と下顎頭は平坦化し、下顎位が偏位する要因をつくるという悪循環になってしまいます。

このようなメカニズムを理解し、下顎位と下顎運動をコントロールする必要があります（☞ **P. 34 参照**）。

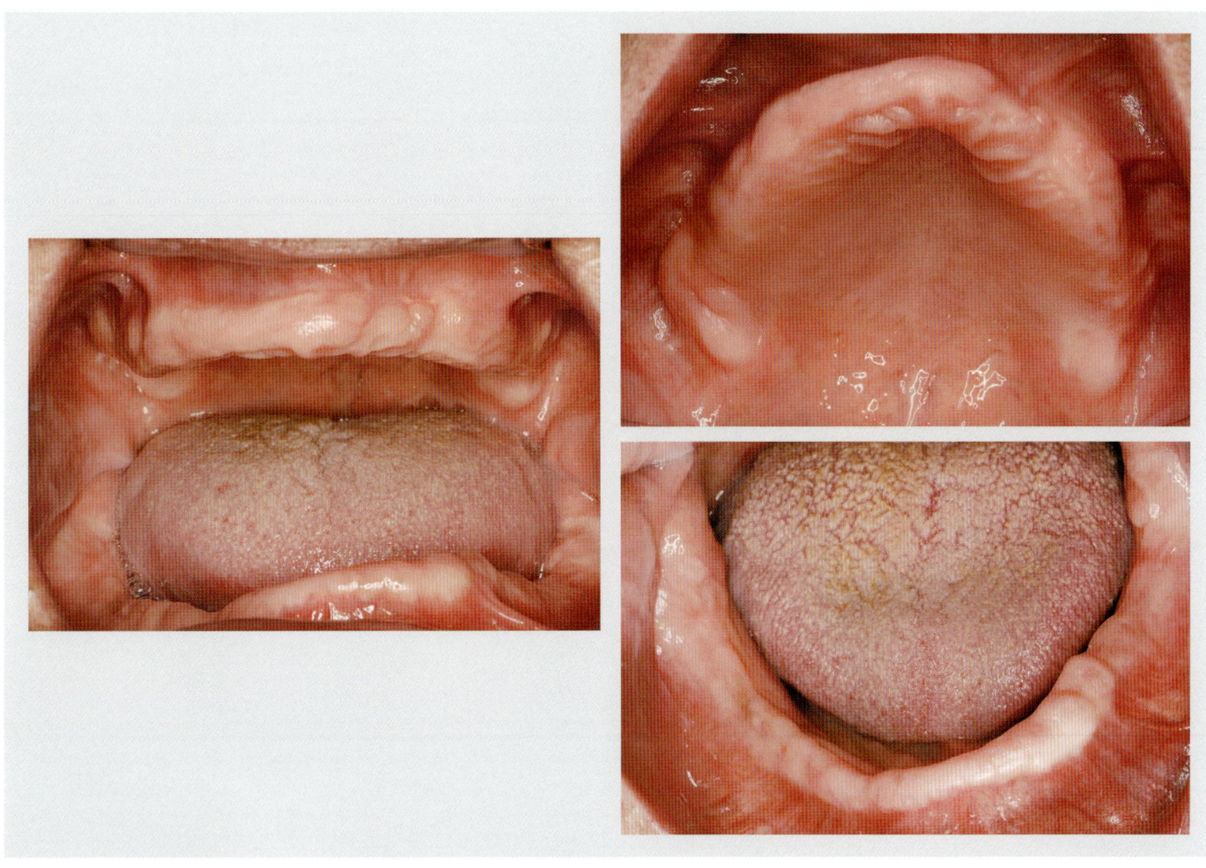

図 2-3-1 ●顎堤（歯槽骨）や粘膜の厚み、高さ、形態が部位によって著しく異なっている例。下顎右側は早い段階で抜歯になり部分床義歯を装着していたが、適合不良のため顎堤の吸収が進んだと考えられる。一方上顎は、早い段階で抜歯され比較的良好な総義歯を装着していたと考えられる。このように、歯を失う原因とその後の対応によって顎堤や粘膜は大きく変化する。

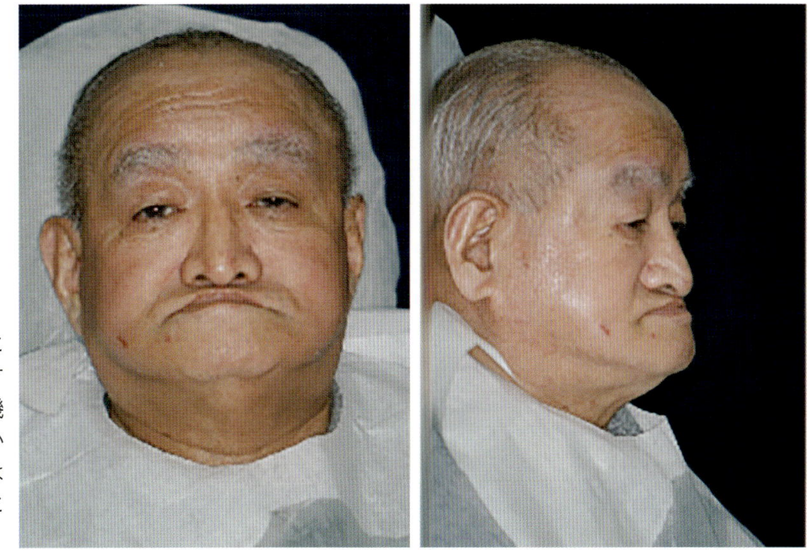

図 2-3-2 ●生体は非常に柔軟に現状に対処していく。たとえそれが生体を破壊することになったとしても。医療人は生体機能回復をすることが求められていることから、義歯を製作することだけに着眼してはいけない（写真は深水皓三先生のご厚意による）。

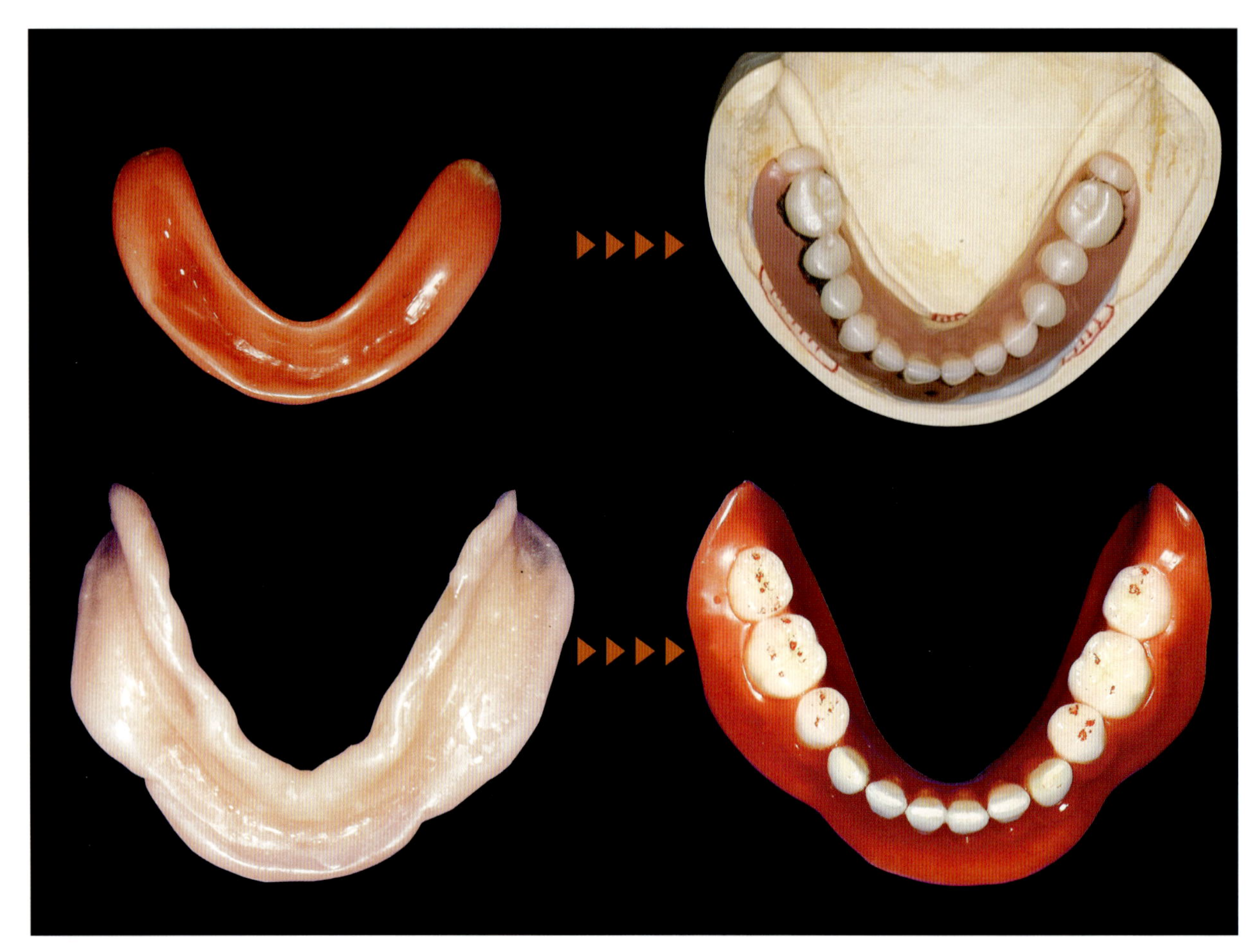

図 2-3-3 ●義歯の形態も大きさもまったく違うものになっている例。「大きくなったから患者から何か言われてしまうのでは」と思うかもしれないが、患者固有の口腔内に適切な形態と大きさになっているだけであり、心配はない（写真は深水皓三先生のご厚意による）。

② 義歯側の要因

1）義歯床の面積

義歯床は大きいほど単位面積あたりの支持力が小さくなり、有利に働きます（**図 2-3-3**）。これは、素足で踏まれた時と、ヒールのような靴で踏まれた時では痛みの感じかたが違うのと同じです（ヒールで踏まれたほうが痛いですよね）。

2）咬合力・咀嚼力のベクトル方向

長い期間使用している義歯は、人工歯の咬耗・摩耗によって、アンチモーソンカーブやクリステン現象を起こしやすくなってきます（☞ **P. 35 図 2-5-1 参照**）。そこで、顎堤に対して垂直方向に力のベクトルが向くように人工歯の機能咬頭の位置や向き、咬合様式を工夫して、それらが体幹軸の中心で集束するようにします。

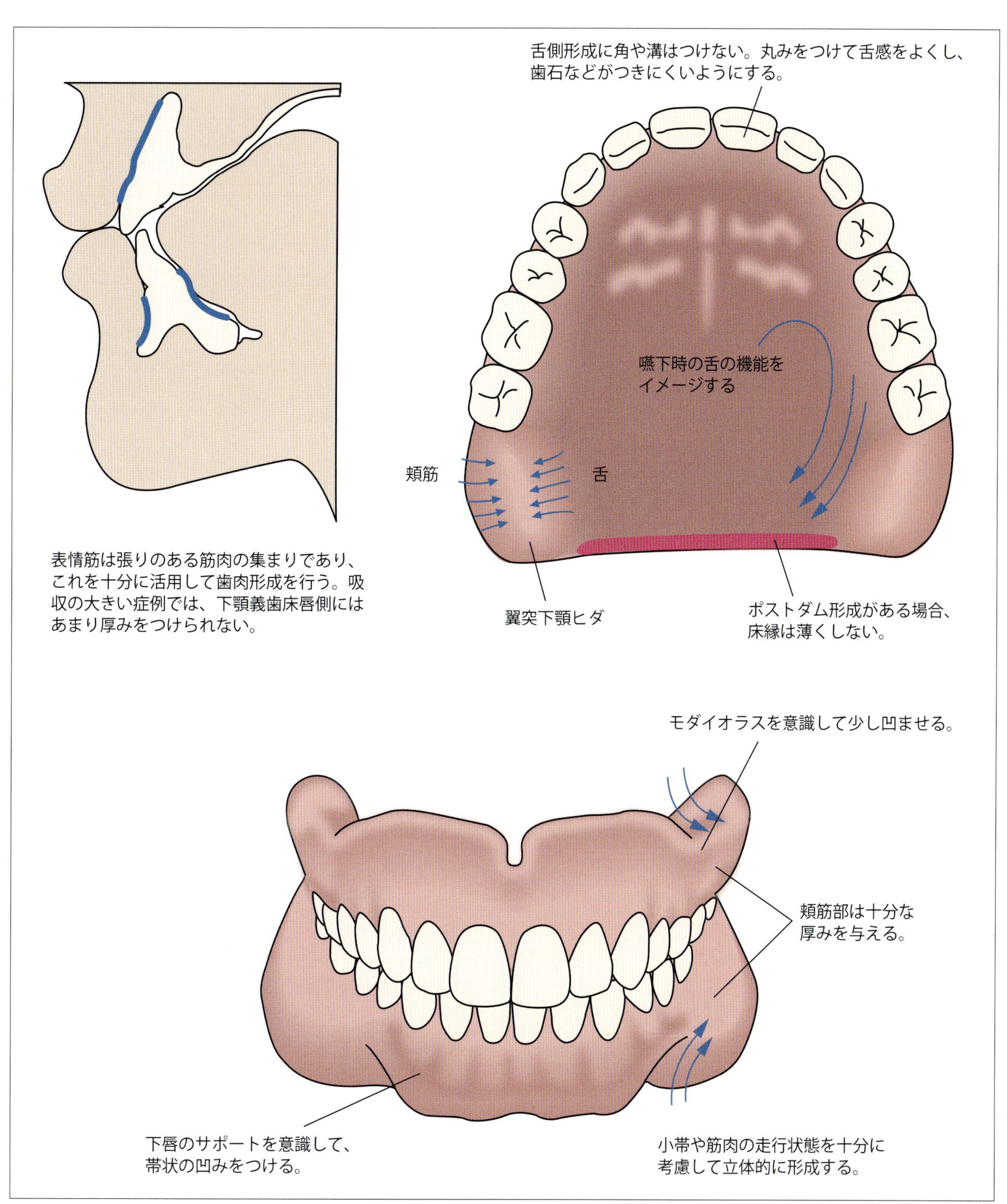

図 2-3-4 ●顔面を構成する筋群は多数あるが、口輪筋、頬筋、上咽頭収縮筋によって得られる義歯外側面（義歯床研磨面）の形態を工夫することで、食渣停滞の減少や装着時の違和感を減少させることができる（参考文献2より引用改変）。

3）口腔周囲筋や舌との関係

義歯に加わる外側（口唇・頬）と内側（舌）の力のバランスが均衡する空間（ニュートラルゾーン）のなかに人工歯を排列して、義歯外側面の形態を付与する（**図 2-3-4**）ことが大切です。

Chapter 4 筋平衡を理解する

上下顎義歯が咀嚼・嚥下や構音に関与している時に、口唇・頬・舌の筋肉が絶妙なバランスで義歯を移動させないようにしていることを、「義歯における筋平衡」といいます（**図 2-4-1**）。

筋平衡が得られると、義歯は安定します。頬側からは口唇と頬からの機能圧がほぼ一定の力でかかっていて、舌側では舌が断続的に義歯の安定を図っています。舌は筋肉の塊で柔軟性に富んでいるので、義歯の多少の位置変化をあっという間に修正することを無意識に学習することができます。この再学習に助けられていることもありますが、「悪い癖もあっという間に学習することができる」ということを忘れてはいけません。

これは、「顎堤への適合状態を主に考えている義歯製作では、おのずと限界がある」ということを示しています。義歯床下粘膜面（内側）と義歯床研磨面（歯肉形成、外側）の形態を、人体の筋肉の機能運動を阻害しないように配慮することが重要になってきます（**図 2-4-2**）。

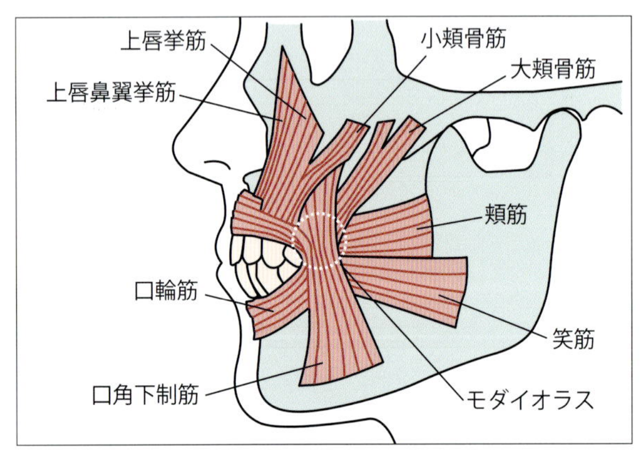

図 2-4-1a ●口輪筋と頬筋が主になりますが、モダイオラスを構成する筋肉の走行は少なくとも覚えておいて損はない（参考文献 1 より引用改変）。

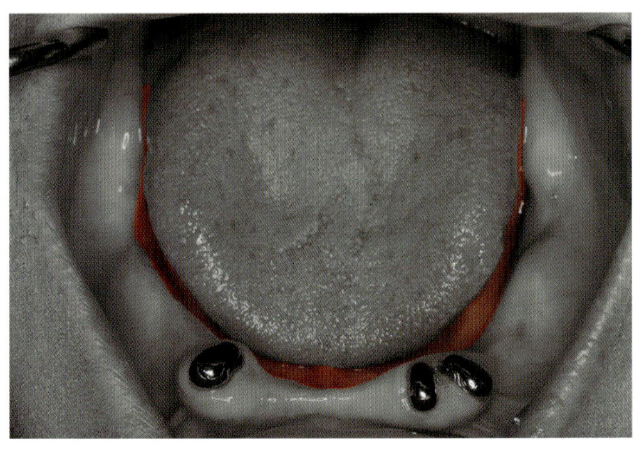

図 2-4-1b ●舌と顎堤の空間が均等にあるほうが、外側と内側のバランスが取りやすい。

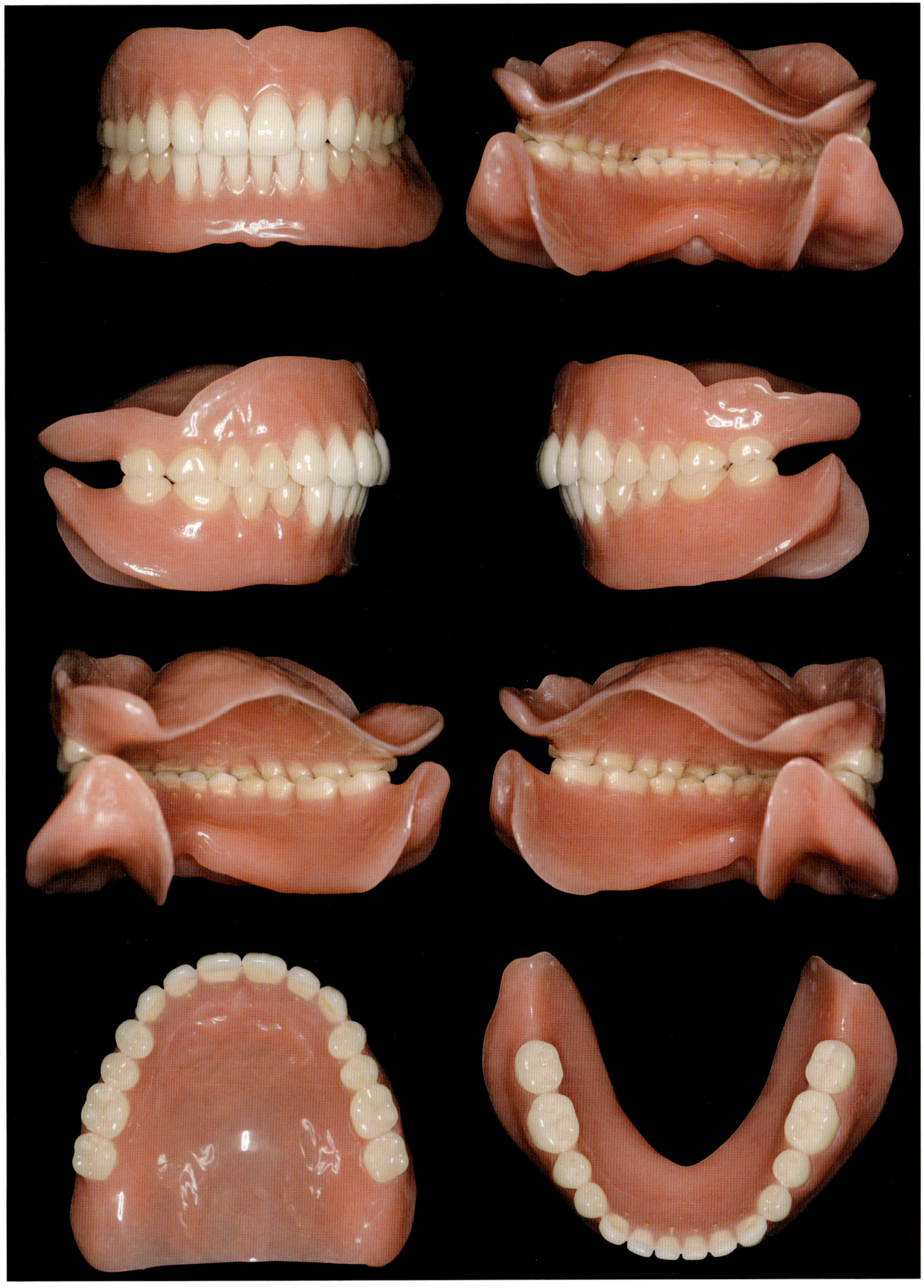

図 2-4-2 ●よい義歯をじっくりと観察をして、形態を頭のなかでイメージできるようになるのがベスト。顎堤の形態には左右差はあるが、義歯床研磨面形態と人工歯排列はシンメトリーになっている。また、後方から見た時に左右のハミュラーノッチからレトロモラーパッドの位置関係と距離がほとんど同じになる。これは咬合採得のよしあしの判断基準の1つである。

Chapter 5 咬合平衡を理解する

咬合平衡とは、「上下顎人工歯の咬合接触が均等に接している状態」[3]と定義されています。咬合は歯科治療とって大きなテーマの話ですが、ここでは簡略化して話を進めることをお許しください。

1 総義歯に与える咬合は両側性平衡咬合が理想

無歯顎患者に上下顎咬合堤を平坦にした咬合床を装着し、下顎を前方および側方に滑走運動させた時、矢状ならびに側方の咬合堤間に空隙が生じるクリステンセン現象が発現します。総義歯では、このクリステンセン現象によって生じる空隙を、前後的・側方的調節彎曲を付与しながら臼歯部人工歯の咬頭によってなくし、下顎側方運動時に作業側・平衡側ともに咬合接触を与えて義歯を安定させる両側性平衡咬合が理想です（**図2-5-1**）。

Hanauは、咬合平衡を得て上下顎総義歯の安定（安静時・機能時）を得るには、顆路の傾斜度、調節彎曲の程度、咬頭の高さ、切歯路の傾斜度、咬合平面の傾斜度の５要素の調和が大事であるとしています（**図2-5-2**）。筆者は、この５要素をもとに、中心咬合位と顆頭安定位と中心位を一致させることが望ましいと考えています。ただし、すべてを一致させることにこだわるのではなく、人体が許容できる範囲で調和することを目指しています。とはいえ人体がどの程度まで許容できるかを数値化することはできないので、症例ごとにベストな状態を模索する必要があるでしょう。

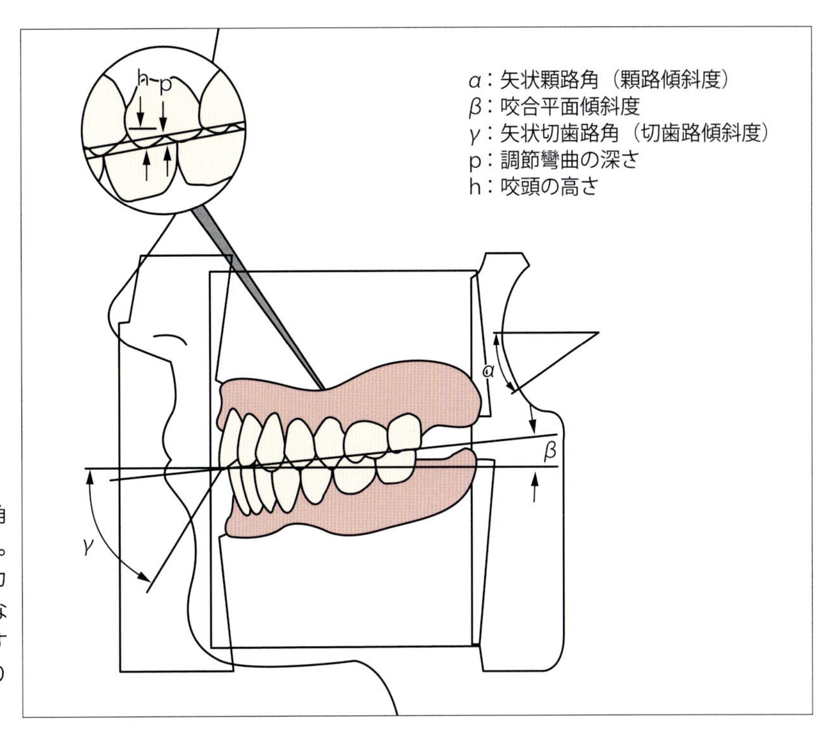

図 2-5-1 ● 矢状顆路角より矢状切歯路角が小さくなるとクリステン現象が起きる。クリステン現象によって生じる空隙を、カンペル平面に対する咬合平面の傾斜、ならびに人工歯の咬頭傾斜角によって付与する調節彎曲の目安にする（参考文献5より引用改変）。

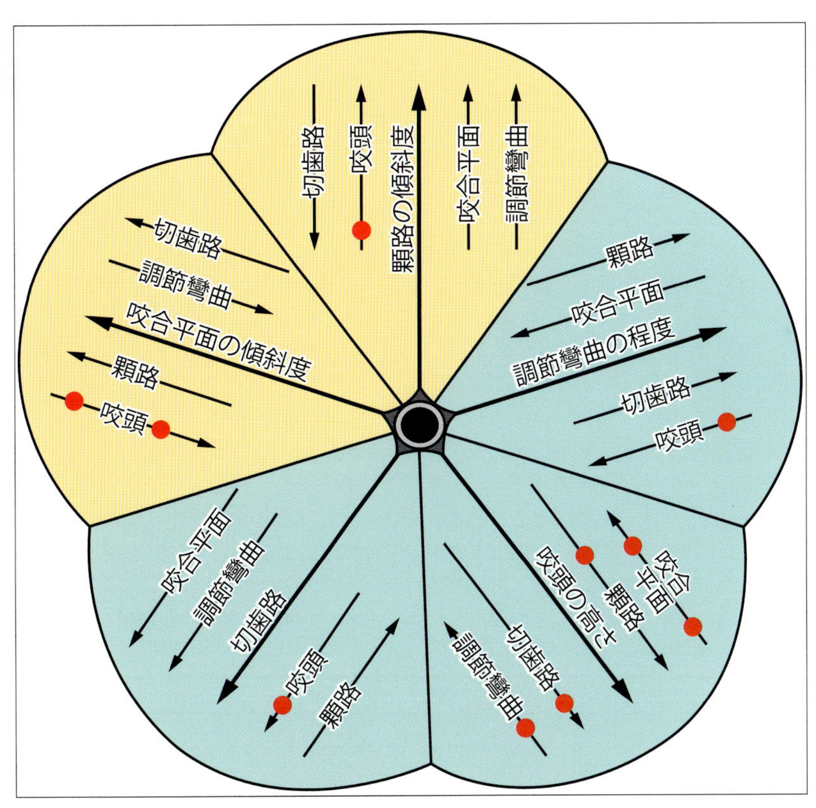

図 2-5-2 ● Hanau の咬合5原則（参考文献1より引用改変）。1926 年、Hanau は総義歯の人工歯排列において、前方および側方運動を行う場合に平衡咬合が保たれた状態であればその義歯は機能を発揮することができると考え、5つの要素を発表した。外方向に向かう矢印はその要素の増加を、内方向に向かう矢印はその減少を示している。たとえば、顆路の傾斜度の増加（顆路傾斜角の増加）を図るには、調節彎曲の程度の増加、咬合平面の傾斜度の増加、咬頭傾斜角の臼歯部に向かっての増加、切歯路の傾斜度の減少という4つの対処をすることで達成できるとしている。このようにそれぞれの要素が相互関係をなしており、それぞれを調和させることで平衡咬合のとれた義歯となる。顆路の傾斜度（矢状顆路傾斜角、側方顆路傾斜角）はチェックバイト法にて実測することができる患者固有のものであることから、チェアサイドで確認する。また、咬合平面の傾斜もチェアサイドで確認する必要がある。調節彎曲の程度、咬頭の高さ（傾斜度）、切歯路の傾斜の3つは、患者固有の顆路の傾斜と咬合平面の傾斜を踏まえながら、ラボサイドにて調和を図る必要がある。すべてを理解しておく必要があるが、歯科医師と歯科技工士で担当することが異なるので、自分が特に関わっていることをしっかりと確認することが大事である。なお、図の矢印上に●（赤丸）が入っているが、何を意味しているのか不明である。

2 咬合平衡を得るための3要素

咬合平衡を得るには、
- ベネット運動の再現
- 顎関節と咬合局面の調和
- 顎堤と人工歯の調和

の３つを実現することがポイントになります。

1）ベネット運動を再現しよう

ベネット運動＊5とは、下顎の側方運動時に両側顆頭が関節窩の側方斜面に沿って運動することにより引き起こされる現象で、「作業側下顎頭は下顎側方運動時の回転の中心となり、下顎全体は側方運動する。その際の作業側下顎頭の移動範囲は、上下前後のいずれか外方約 1㎜ で約 60°の円錐形である」[3]と定義されています（**図 2-5-3**）。

ベネット運動を再現するためには、ベネット角（非作業側の顆頭運動路の水平面投影が矢状面となす角）とイミディエイトサイドシフトを活用する必要があると考えています。

2）顎関節と咬合局面の調和を図ろう

顎関節（関節窩、下顎頭、関節円板）は、加齢と天然歯を失うに伴い平坦化していることが多いのは周知の事実です。それがどの程度で、左右差がどれくらいかを把握して、下顎頭の円滑な運動を阻害することなく両側性平衡咬合になるように咬合様式を付与することが、顎関節と咬合局面の調和を図るうえで欠かせません。

筆者自身は、Gysi が提唱した歯槽頂間線法則を踏まえながら、Pound が提唱しているリンガライズドオクルージョンと、Pound Line 内に下顎人工臼歯舌側面を入れることを意識して排列しています（**図 2-5-4**）。

3）顎堤と人工歯の調和を図ろう

総義歯治療においては、上顎より下顎のほうが不安定になりやすいので、下顎義歯の安定が成功の秘訣です。

臼歯部の人工歯の位置づけは、下顎第一大臼歯相当部の人工歯が優先されます。矢状面観と正面観から、人工歯を位置づけしたい顎堤に対して垂直方向へ位置づけしながら、人工歯にかかる力のベクトル方向を考えることで、顎堤と人工歯の調和を図ります（**図 2-5-5**）。必ずしも垂直にするのではなく、「かぎりなく垂直にする」というイメージを持つことが大事です。

＊5　Bennett に由来する用語として世の中に広く認知されている用語ですが、Bennett はこの現象の発見者とはいえず、ベネット角とともにこの用語に Bennett の名がつけられた経緯は明らかではありません。

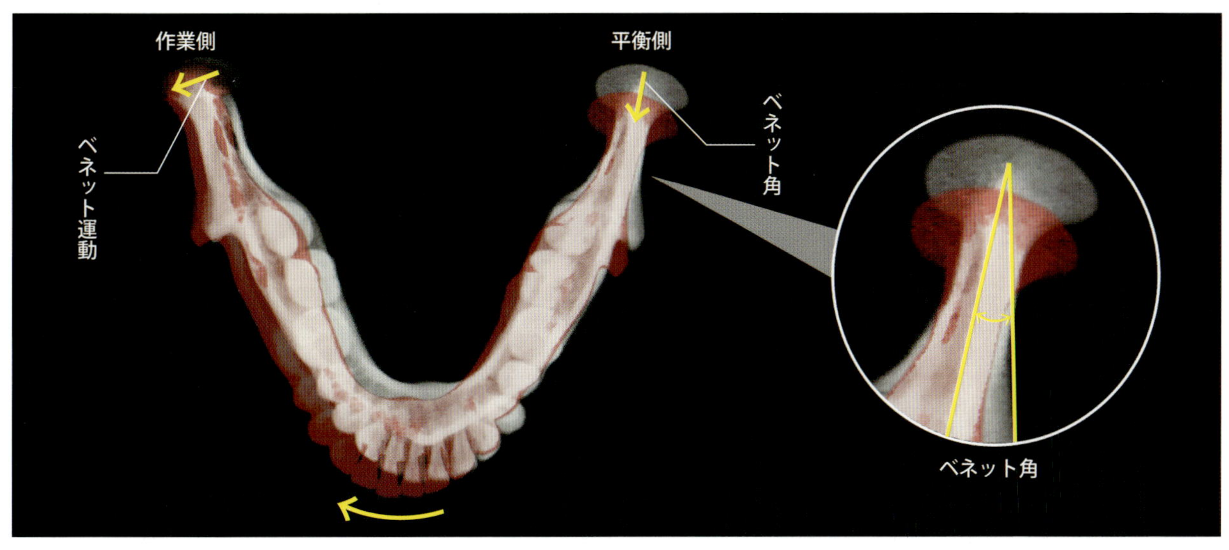

図 2-5-3 ●下顎頭と関節窩の両方の形態によってベネット運動は影響を受けている（写真は宮下邦彦先生のご厚意による）。

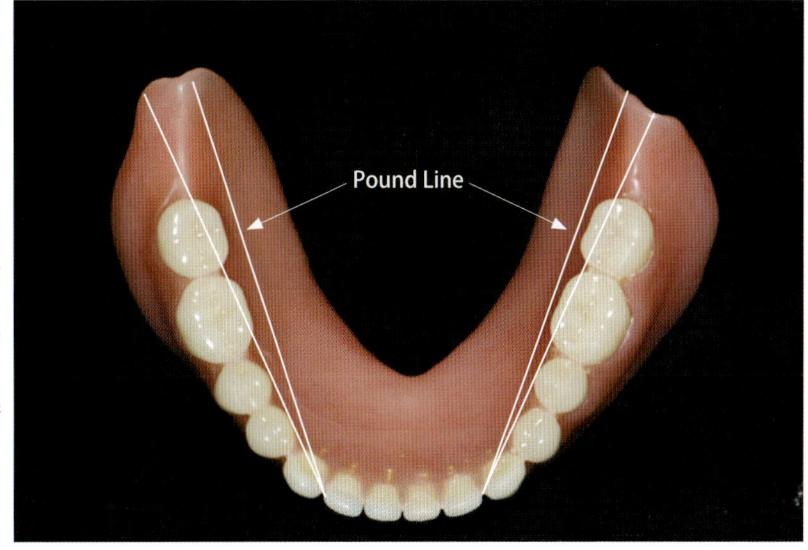

図 2-5-4 ●人工歯は、犬歯近心偶角（側切歯遠心偶角）から臼歯後隆起内側を結んだ Pound Line と、犬歯近心偶角から臼後隆起外側を結んだ線のなかに人工歯の舌側が入るくらいに排列することが好ましい。舌運動の阻害はスペース不足に起因することが多く、舌運動阻害＝発音不良、咀嚼不良となり、結果的に患者の不満に繋がることから、人工歯排列のポイントといえる。

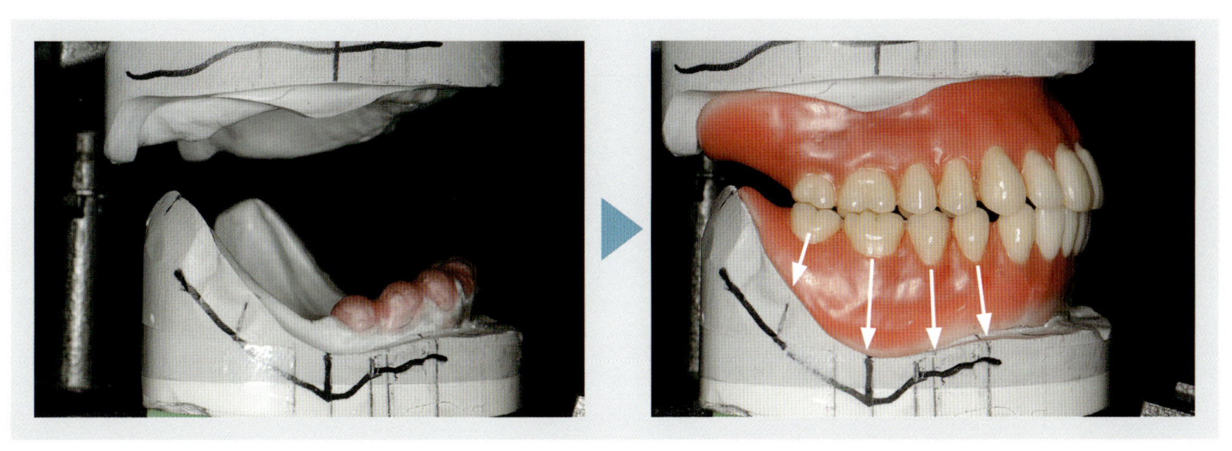

図 2-5-5 ●模型上の曲線は顎堤の凹凸状態を、太い縦線は第一大臼歯を排列したい位置を示す。人工歯は、位置づけしたい顎堤に対して垂直方向に配置する。

column

咬合器にも敏感になろう

どれも同じようにみえる咬合器でも、実は大きな違いがあります。たとえば、ほとんどの咬合器は下顎運動を直線的に再現しており、運動方向に制限がかかっています。しかし、Gerber の提唱している Condylator 咬合器は、下顎頭の角度と、ベネット角・矢状顆路角・イミディエイトサイドシフト・後方運動の再現を可能にしています。

また、咬合器によって基準平面が異なっていることをご存知でしょうか？　基準平面はFH（フランクフルト）平面かカンペル平面のどちらかのことが多いですが、どんな平面を基準平面にしているのかで生体と咬合器上で付与している咬合平面のズレが生じてしまいます（図 2-5-6）。

下顎頭の運動と義歯の人工歯咬合局面との調和を考える際に、咬合器の選択は大きな要因になります。すべての患者の状況に合わせることができる咬合器はなく、歯科医師、歯科技工士が知識と技術で補うしかないことから、まずは義歯製作の際に使用している咬合器の特長を把握することが大事です。それこそが、完成義歯のレベルアップに向けた第一歩といえます。

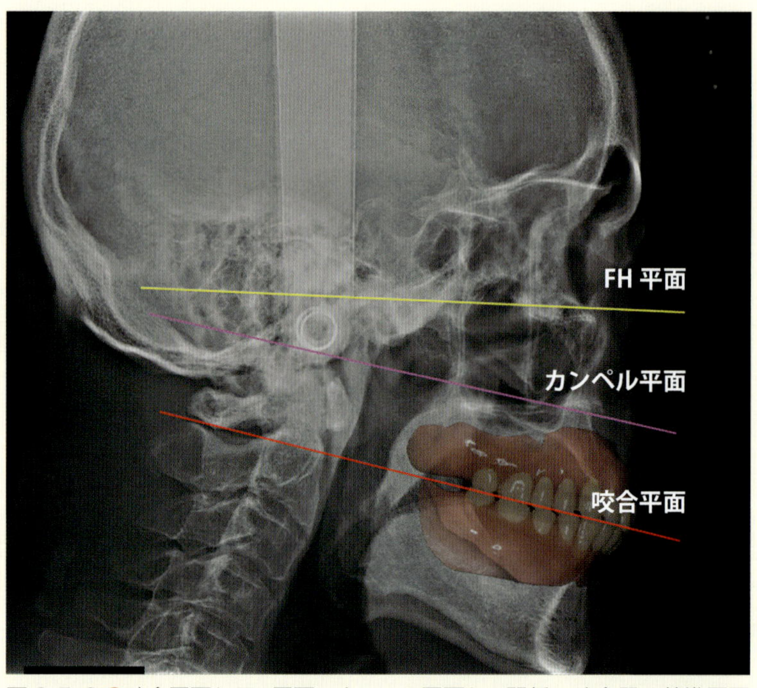

図 2-5-6 ●咬合平面と FH 平面、カンペル平面との関係。咬合器の基準平面によって咬合平面との関係が変わるので注意が必要である。

FH 平面：左右側のいずれかの眼窩点と両側耳珠上縁によってできる平面
カンペル平面：左右どちらかの鼻翼下縁と耳珠上縁によってできる平面。

Part 3

目からウロコの
義歯製作９つのステップ

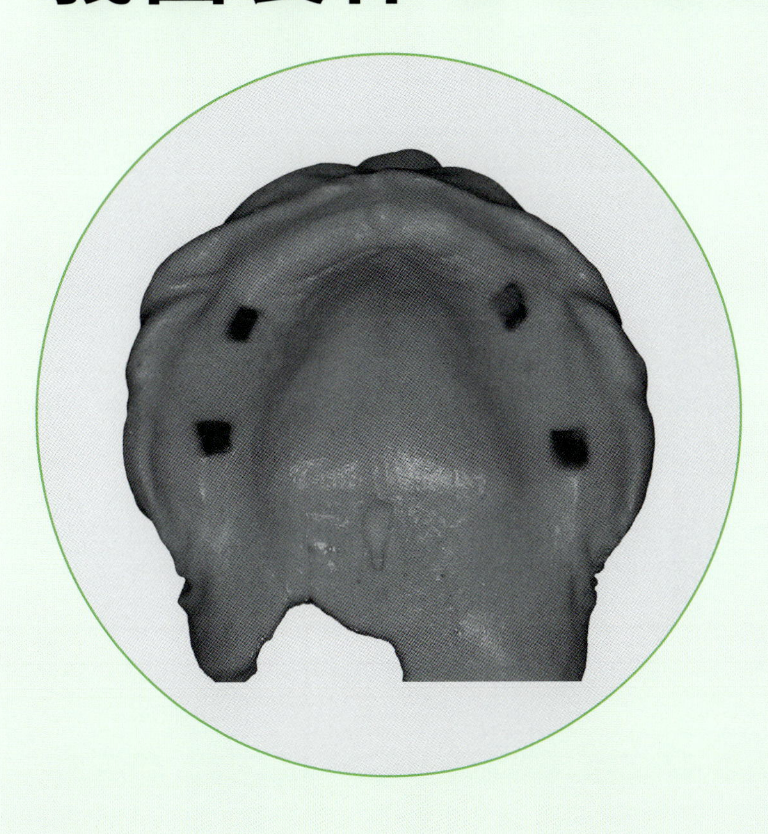

Chapter 0

患者＆ラボサイドとの信頼関係が大事

❶ 患者の本音を聞き出すには？

義歯は、おおむね**図 3-0-1** に示す流れで製作されます。この９つのどのステップでも欠かせないのが「患者との信頼関係」です。患者との信頼関係――よく耳にする言葉ですが、筆者は「歯科医師が無理して前面に出るよりも、スタッフと患者の間で良好な信頼関係が築ければよい」と考えています。

患者にとって歯科医師は話をしづらい存在です。「指示されたことをちゃんとやっている」といった話題ならば患者は歯科医師に話をしてくれますが、その逆はほぼ話してくれません。なぜなら患者は「歯科医師に怒られる」と思っているからです。患者の発言に怒る・怒らないは別として、歯科医師としては「実際のところはどうなのか？」を知りたいのですが、話してくれなければそれはわからず、結果的に完成義歯に情報を反映させることはできなくなります。

そんな時に力になるのがスタッフです。患者が言いにくそうな時、スタッフが「あとで先生に伝えておきますね。大丈夫ですよ、怒られませんよ」と仲介してくれたらどうでしょう。そして、実際に怒られることがなかったらどうでしょう。患者はスタッフを信頼するでしょうし、そこで得られた情報をもとに義歯が完成したら、高い患者満足のみならず歯科医師に対する信頼も生まれてくるはずです。

義歯の良し悪しを判断するのは患者です。歯科医師の自己満足を叶えるだけの義歯では、患者は喜びません。患者が感じていることを聞き漏らさないようにしないと、患者にとってよい義歯を作り上げることは不可能です。「義歯製作をするにあたり、患者は歯科医師の先生である」――これは筆者の師の言葉ですが、本当にそのとおりだと思います。患者の本音を聞くために、歯科医師は一歩引いて、スタッフに前面に立ってもらったほうがよいと思います。

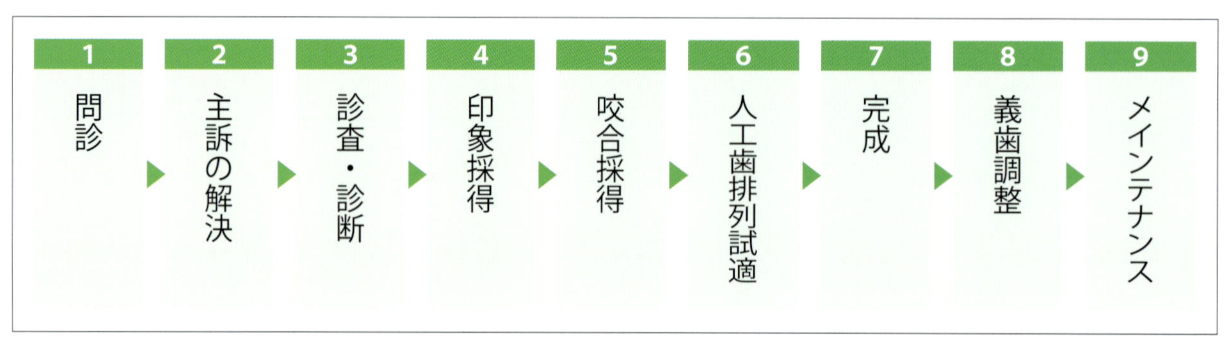

図 3-0-1 ●義歯製作の９つのステップ。

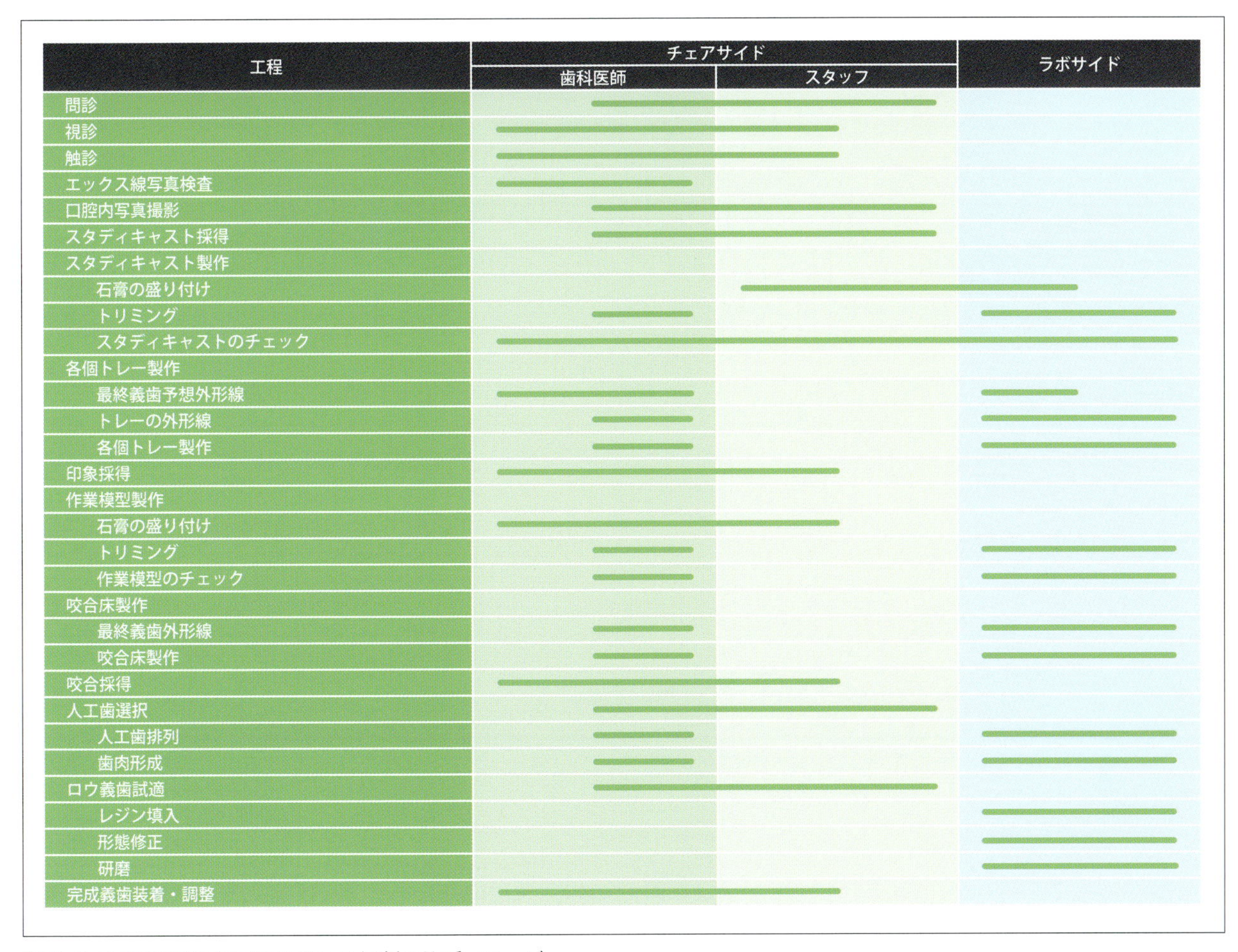

図 3-0-2 ●義歯製作工程における役割の比重イメージ。

2 歯科技工士との関係性が技工物に影響する

図 3-0-2 のように、義歯の製作過程はチェアサイドとラボサイドを何度も往復します。歯科技工士は義歯製作のパートナーですから、往復の過程で何度となく打ち合わせをする必要があると思っています。こちらが確認したいことは伝えますし、歯科技工士からも聞きたいことは必ず聞いてきます。このやり取りがないと、筆者の歯科医院では患者に喜んでもらえる義歯を作ることはできません。その一方で、一連の流れにただ乗っかるだけでお互いが完結してしまい、意見交換ゼロのまま義歯が完成することが普通という歯科医院もあるようです[*6]。

筆者は、歯科医師と歯科技工士は運命共同体であると考えています。ですからお互いがそれぞれの仕事をしやすいように少し工夫をするだけで、できあがる義歯の完成度は目に見えるほどよい方向に変化します。ほんの少しの関係性の変化でよい方向へと歯車が回り、結果として患者が喜んでくれるのならば、どちらも願ったり叶ったりですよね。

読者の皆さん、ぜひ今お付き合いしている歯科技工士との対話の時間を作りましょう。それも、一度ではなく何度もです。対話を重ねることで、お互いにメリットとなる関係になると確信しています。

＊6　その結果、再製作が続発しラボとの関係が険悪になったという話もよく聞くところです。再製作の原因を究明することなく、有無も言わさず再製作料を歯科技工士に負担させるようなことをしていては、険悪になっても当然だと思います。

Chapter 1

問診

他の歯科医院との違いを感じてもらおう

① 脱・聞くだけの問診

一般的に問診というと、患者の個人情報を確認したり、既往歴や現病歴、全身疾患の有無、通院歴を聞いたり・・・などを行っていると思います。これらは決して間違いではありませんが、あえて言うと医療機関側が聞きたい情報です。この時、患者側はどう感じているでしょうか？

『それらの情報を元に、私の未来はどうなるの？』

患者の立場からしたら、こういったことを逆に私たちから聞きたいはずです。その思いを汲むためにも、問診をする前に『○○さんの願いを叶えるために、今からいくつかのことを確認させてください』と断りを入れてみましょう。この一言を加えるだけで、患者の回答はより詳細に、本音に近づいてきます。

問診をする場所、タイミング、時間は歯科医院によって異なりますが、共通していえることは「問診はまたとない患者との信頼関係を築くビッグチャンス」であることです。上記のような「問診前の断り」は、まさにそのための布石です。

筆者は問診という行為を通して、

1．患者のやる気を引き出す
2．患者の本当に叶えたい思いを引き出す
3．患者に他歯科医院との違いを体感してもらう

ことを狙っています（**図 3-1-1**）。

これを実現するためには、次の３つのポイントを意識することが大事だと考えています。

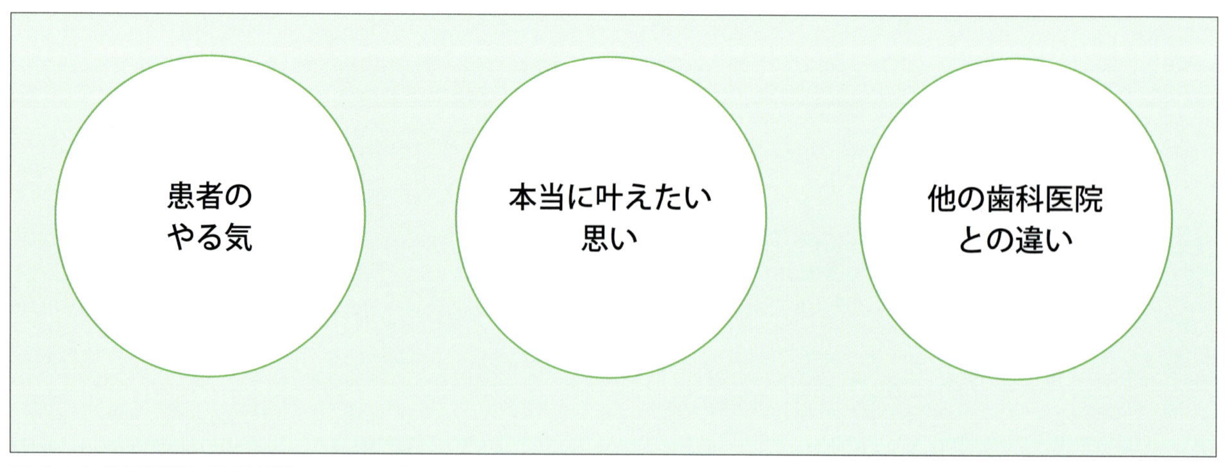

図 3-1-1 ●問診時に筆者が狙っていること。

② ポイント① 最初に主訴を解決する

信頼関係を築くには時間がかかりますが、最初のほうが一気に築けます。つまり、「初回にどれだけの衝撃と感動を与えることができるのか」にかかっています。

「話をしていると上顎総義歯が外れてしまう」という患者が来院したらどうされますか？　筆者なら、床下粘膜調整材を使用して義歯を外れなくしてから問診を行います。こちらの思惑どおりなら、「話をしても落ちない」ことを患者はその場で実感できます。信頼関係を築く方法は無限にありますが、筆者は患者にこのような体験をしてもらうことが、いちばん信頼関係を築けると思います。いわゆる主訴の解決をその場ですることがポイントです。

筆者は、『主訴の解決は名医になるチャンス』と教えていただいたことがあります。もっと付け加えるとすると、毎回毎回の主訴の解決が信頼関係構築の近道です。

主訴の解決がうまくいかないと、患者は別の歯科医院へ行ってしまいます。そして、ちょうど治るタイミングだったりすると、何をしたわけでもなくその歯科医師が名医になってしまいます。その患者にとってはそれでもよいのですが、筆者個人にしてみたら好ましくない結果です。皆さんもそう思いませんか？

③ ポイント② 本当の思いを聞ける環境づくり

患者の本当の思いを聞き出すためには環境づくりが大切です。これは、１対１で話せる場所を作るとか、豪華なイスや机を購入するという話ではありません。「目の前にいる患者の声を、全身全霊を持って受け入れることにどこまで集中できるか」ということです。そして患者本人も、「問診にどこまで集中できるか」が大事です。つまり環境づくりで重要なことは、カウンセリングルームなどのハード面より、患者と真摯に向きあうソフト面のほうが圧倒的に大きいと考えています。

「傾聴」という言葉を聞いたことがあると思います。傾聴には次の３段階があります。

第１段階　相手の声を聞きながら、自分の頭では気になることを考えている状態
第２段階　相手の声をそのまま聞いている状態
第３段階　相手の声を聞きながら、相手の空気感や雰囲気まで察知している状態

文字で見ると簡単なように思いますが、３段階目の傾聴はこちらもそれ相応の集中力が必要で、結構疲れます。

患者の言っていることを聞きながら、『そうじゃないんだよな～』『わかっていないな～』って思ったり、次にする質問内容を考えていたりしていませんか？　それらをすべて自分の頭の中からなくしていくと、患者の本当の思いに行き着くことが多くあります。あくまでも筆者自身の体験談ですが、話を聞いているうちに泣きだしてしまう患者もいます。本当の思いを聞いてくれる人に巡り会えると、人は大きな感動を体感します。

直球の話は、届いているようで
届いていない
入れ歯洗浄剤だけでは
ダメですよ。ちゃんと
ブラシで磨きましょう。
えーと…
ああ、洗浄剤を
使うってことね。
例え話を交えたほうが、
患者に届く
食後のお皿と一緒で、
入れ歯も浸け置き洗いだけ
では、汚れは落ちませんよ。
なるほどねー
たしかにお皿の汚れは
落ちないわ！

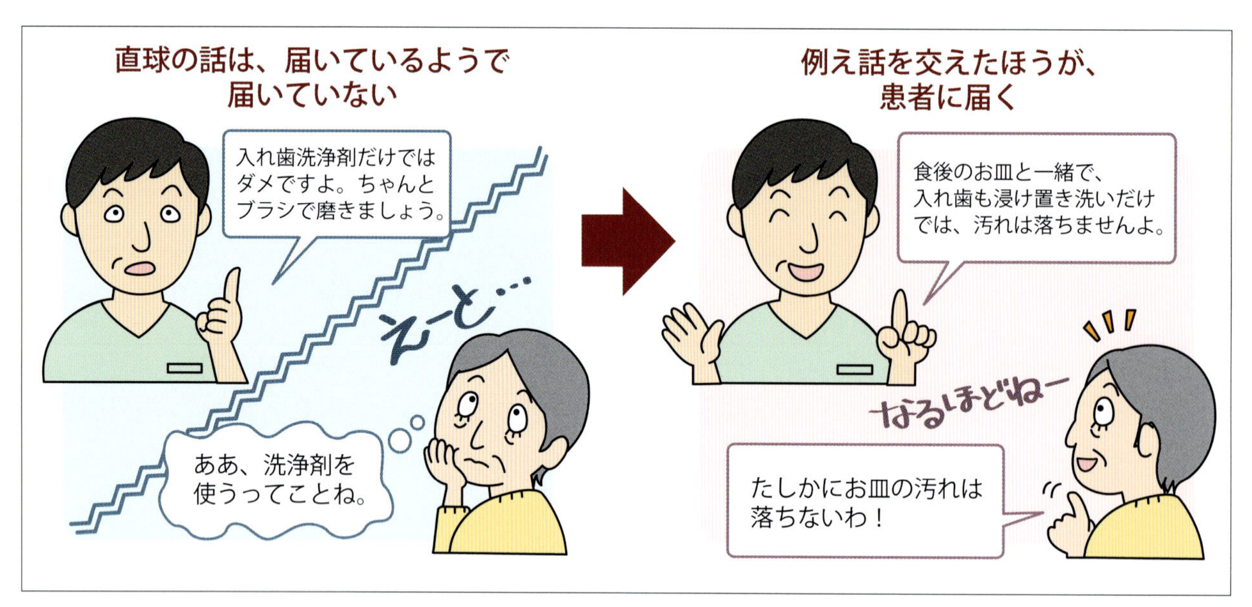

図 3-1-2 ●患者に話をする際は、直球で話をするよりも、例え話を交えたほうが理解が進むことが多い。

4 ポイント③ 伝達能力を磨く

問診は患者から聞いているだけではなく、こちらから伝えることも含まれています。伝えたいことを、端的かつ単純に、年齢・性別を問わず伝えることができるようにしたいものです。

筆者は、その患者が興味を持っていそうなことで例え話をするようにしています。建築関係の仕事や学生には家を、自動車関係なら車を、主婦ならば料理や子どもの話を、のようにです。

具体的な例を上げてみましょう。義歯洗浄剤だけで清掃を終わらせていて、義歯に汚れが残っている患者がいたとします。そんな患者には、「食事をした後のお皿やお箸は浸け置き洗いですか？」と質問をします。ほとんどの人がこすって汚れを落としていますので、「お皿やお箸はこすっているのに、同じ汚れがついている入れ歯は浸け置き洗いで大丈夫ですか？」と聞いてみます（**図 3-1-2**）＊7。

このような例え話を入れるのは、患者にわかってもらうためです。ここで大事なことは、相手に答えてもらえるような質問をすることです。仰々しい、こちらが答えを教えてあげなければならないような質問は NG です。こちらが教えるような答えは、患者はすぐに忘れます（それこそ受付に着いた頃には忘れています）。

＊7　この時に「そうです」と答えが帰ってきた時は切り口を変えないといけませんが、今までそう回答した人はいませんので、大丈夫だと想います。

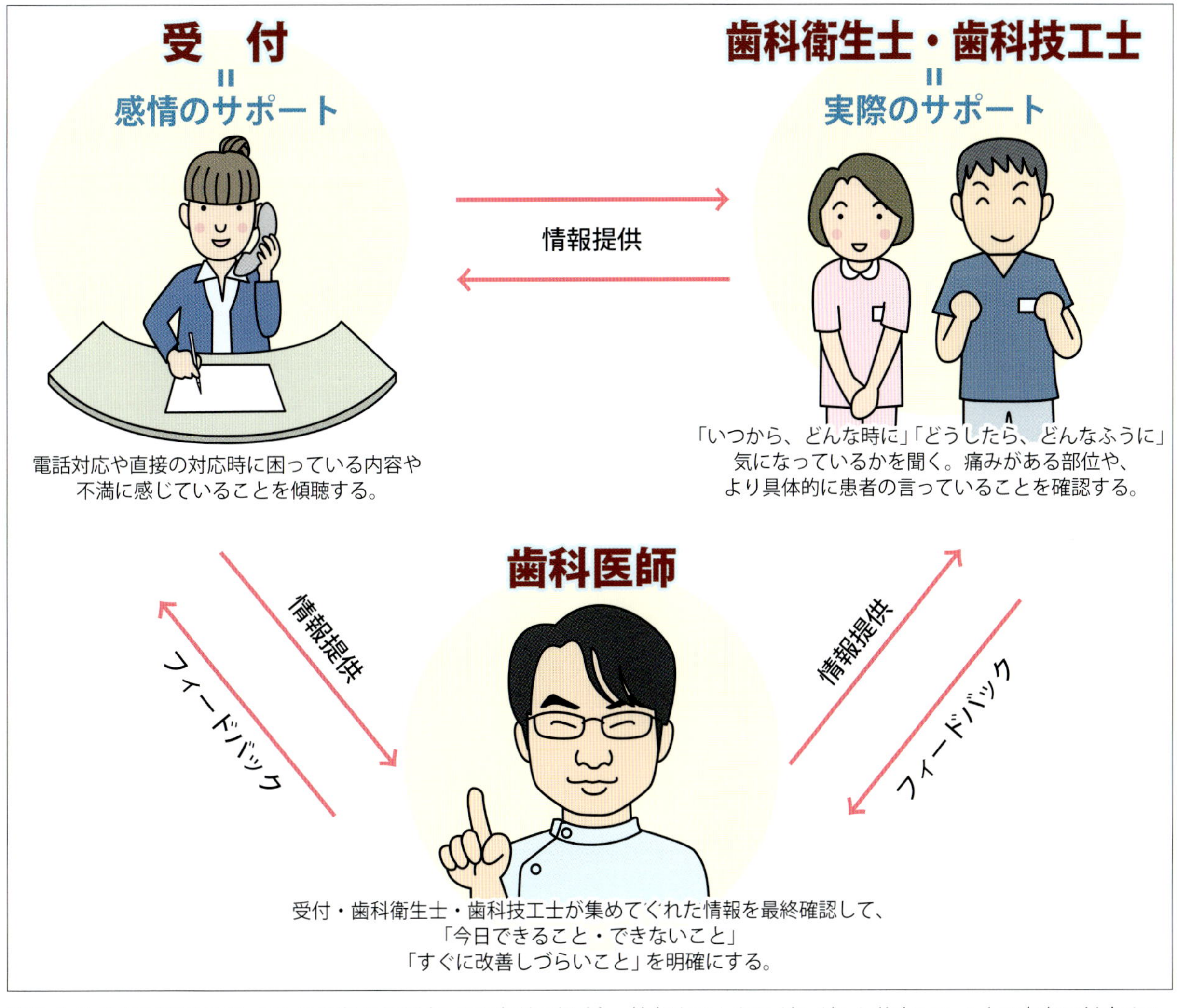

図 3-1-3●問診時のスタッフとの役割分担例（もりや歯科の場合）。情報をみんなでグルグルと共有して、1人の患者に対応する。

5 スタッフに協力してもらうとスムーズに進む

上記のような問診をしていくと、こちらからアピールしなくても患者は感動し、「今まではこんなふうにしてもらわなかった」、「今までの歯科医院とは違う」と思うはずです。

なお、この問診を歯科医師がすべて行うのもよいと思いますが、スタッフと分担して行うとよりスムーズになると思います（**図 3-1-3**）。歯科医師がでしゃばるよりも、短時間で患者の想いを聞くことができることが多いです。

Chapter 2 主訴解決
名医になるチャンスを存分に活かそう

① 「主訴解決はその日のうちに」を目指そう

義歯装着者の悩みの大半は、

- 入れていると痛い
- 入れ外しの時に痛い
- 外れてしまう

という義歯の３大悩みを中心にして、話しづらい・食べづらいことへ繋がっています。つまり、痛みを取って外れないようにしたら、初期の段階では主訴の大半が解決できるはずです。

筆者は、主訴の大半をその日のうちに解決することを目指しています。なぜなら、患者の悩みを解決することで『名医になれるチャンス』が待っているからです。

忘れてはいけないことは、患者の声を聞くことです。痛みを除去したこと以上に、聞いてくれたことに感動する人が多いです。患者は、今まで義歯でどれだけつらい経験をしたのでしょう？　その一端を自分も担いでいたかと思うと、筆者自身もつらくなることがあります。患者の思いに真摯に向き合いつつ痛みを取り除くことができたら最幸ではありませんか？

主訴解決のために現在使用をしている義歯を改善・調整する際は、「削合したり盛り足したりするので、二度と元どおりにはならない」ということを術者・患者ともに理解をしておくことが重要です。

② 「痛い」場合の解決方法

痛みは患者にとってわかりやすいバロメータなので、除痛できたとしたら患者はどんな反応をするでしょうか。自分が製作した義歯であれば「痛い時はすぐに治療してもらえれば大丈夫」と思ってもらえるでしょうし、他歯科医院で製作した義歯であれば、あなたは信頼を得ることができるでしょう。患者が義歯の痛みを訴えていると「え〜っ！」と思うかもしれませんが、患者との信頼関係を深めるチャンス到来と受け止めましょう。

ここに記載している疼痛時の対処方法はあくまでも一例です。すべてが当てはまらないこともあるので、その都度熟慮してください。

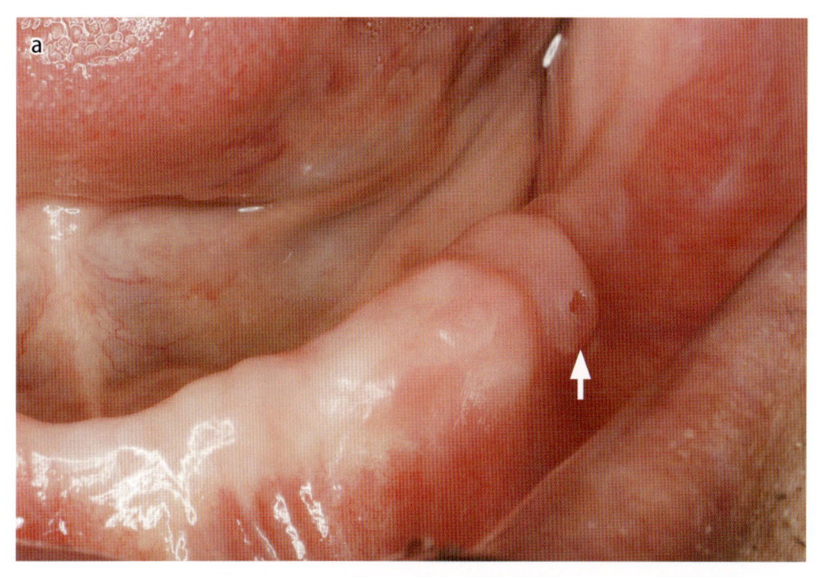

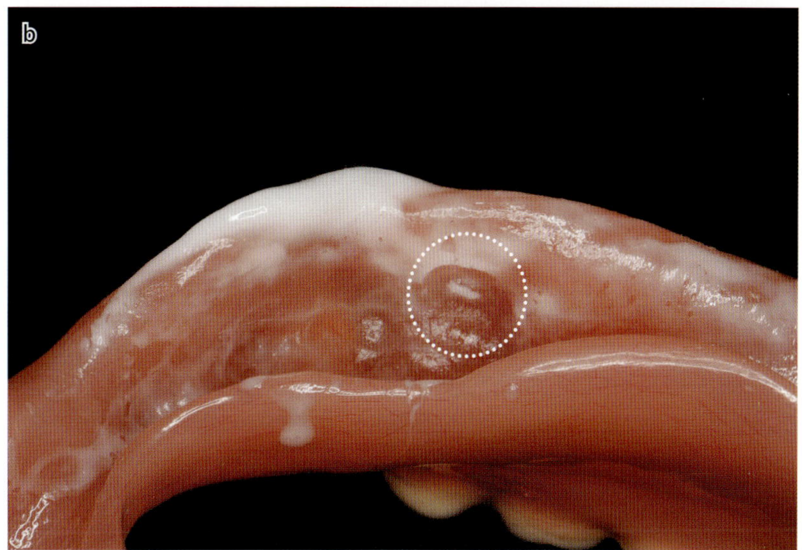

図 3-2-1a、b ●顎堤のアンダーカット部に生じた傷。患者は着脱時の痛みを訴えていた。

1）痛みが生じる理由

義歯の支持力不足により、義歯床下粘膜の負担能力を超えてしまっている時に痛みが生じることが多いです。義歯の改善で除痛を試みますが、義歯床下粘膜の性状が思わしくないことが痛みの原因になっていることもあります。

2）「着脱時に痛い」場合は

顎堤の状態と義歯床下粘膜面の形態が不一致である可能性が高いです。顎堤にアンダーカットが多い症例でよく生じます（**図 3-2-1**）。患者も疼痛部位を特定しやすいので、確認しながら調節（削合）することで痛みを早期に解消することが可能です。また、着脱の練習をするだけで改善できることもあります。

ただし、疼痛なく脱着できるようになってくると義歯が不安定になっていくことが多々あります。その際は義歯床下粘膜面と顎堤の空隙の有無を確認しましょう（☞ **P. 50 参照**）。

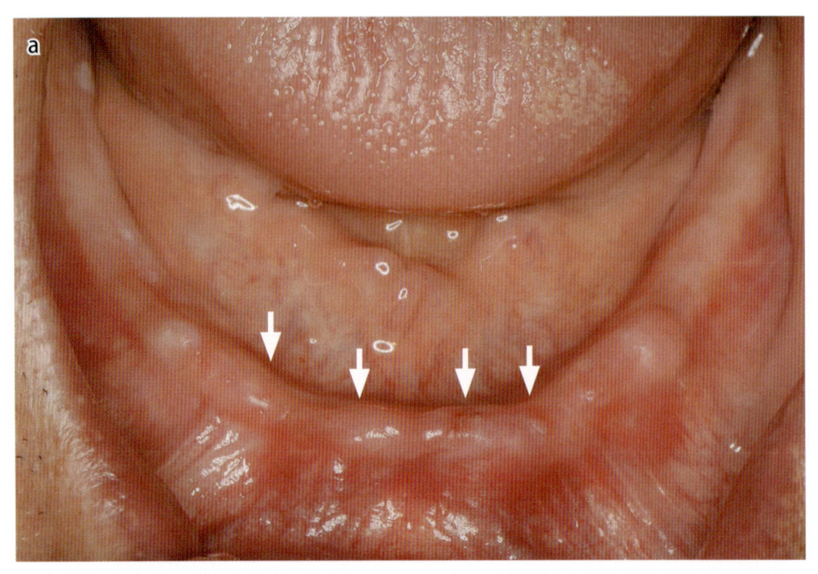

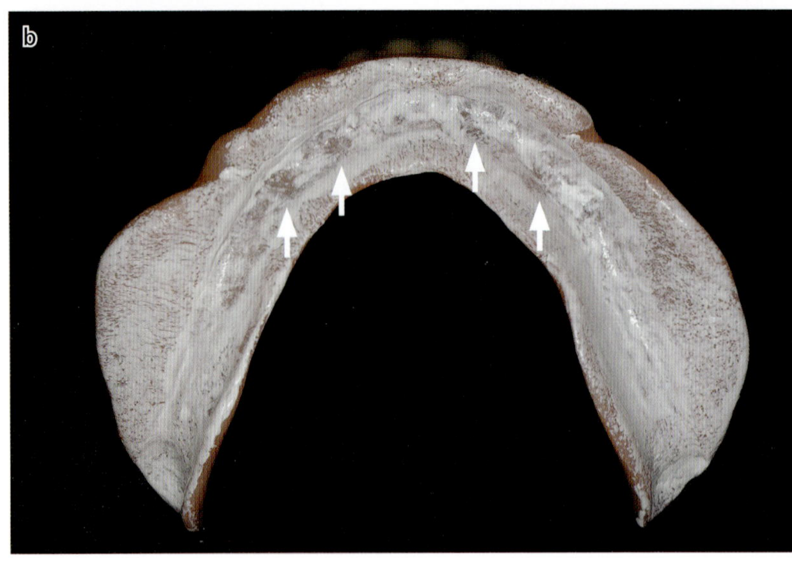

図 3-2-2a、b ●咬合状態を確認して問題がない場合は、義歯床下粘膜面の適合不良と考えられる。削合はほんの少しでよい。一層形態修正をするイメージで削合すれば痛みがなくなることがほとんどである。

3）「咬合すると痛い」場合は

咬合時の痛みを訴えている時にまず確認したほうがよいことは、「咬合関係に問題がないかどうか」です。

（1）咬合関係に問題なし

義歯床辺縁の過延長や義歯床下粘膜面の不適合による可能性が高いので、削合（削除）による調整で改善できます（**図 3-2-2**）。

（2）咬合関係に問題あり

削合（削除）だけが調整と思っている方もいるかもしれませんが、咬耗・摩耗によって咬合関係が低位になっている時は盛り足す必要があります（**図 3-2-3**）。なお、盛り足すと意思決定した場合は、旧義歯の治療にも責任が生じることを念頭においておきま

a
もっと
噛めるように
なりませんか？
新しいのは
まだですか？

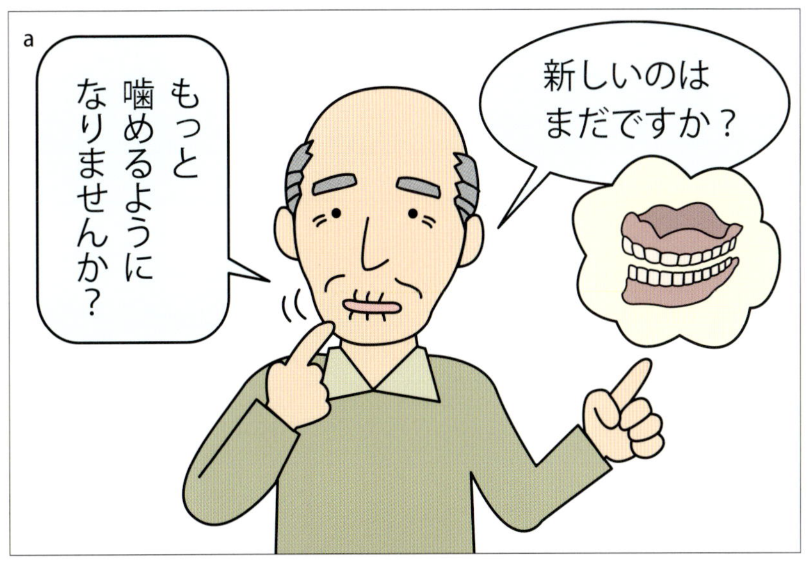

図 3-2-3a ●盛り足す調整を選択すると、旧義歯の調整と新義歯製作を同時に行うこととなり、その分チェアタイムも増える。

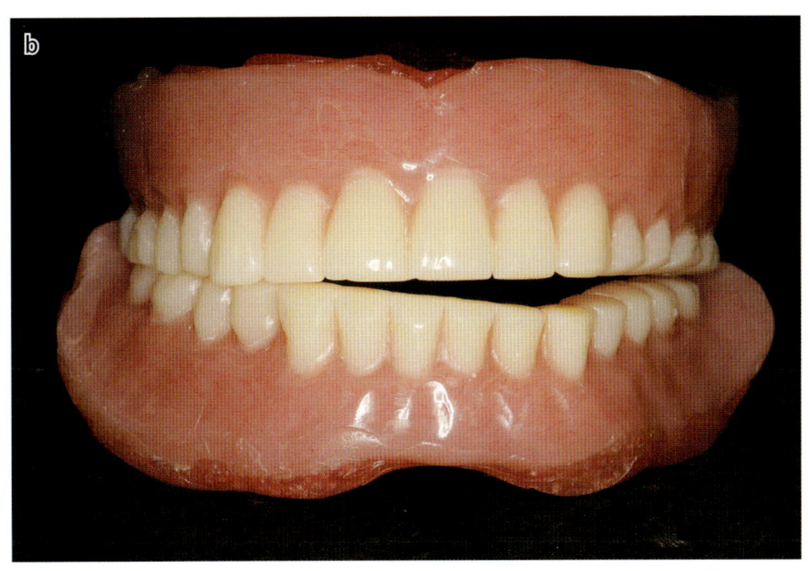

図 3-2-3b ●患者と相談して修理せずに新製を選択した時は、新義歯ができるまで、できるだけ旧義歯（写真）を使用しないように指示をしている。

しょう。盛り足す対応はその分チェアタイムが増え、新義歯が完成するまで旧義歯の治療に追われる可能性があります。その分、クレームも増えるかもしれません。

削合するか、盛り足すかの判断は、義歯を口腔内で動かないように手指で固定して、ゆっくりと咬合してもらい、早期接触がないかを何度も確認することで判断できます。前後左右の差が微量であれば早期接触部位の削合がよいでしょうし、差が大きい場合は盛り足す必要があります。

4）「装着後、時間が経つと痛い」場合は

アポイント時間内に生じる疼痛であれば対処しやすいですが、場合によっては後日の調整になることもあります。違和感を感じる部位を患者が特定しやすいことが多いので、その部位をじっくりと観察することで調整することができます。

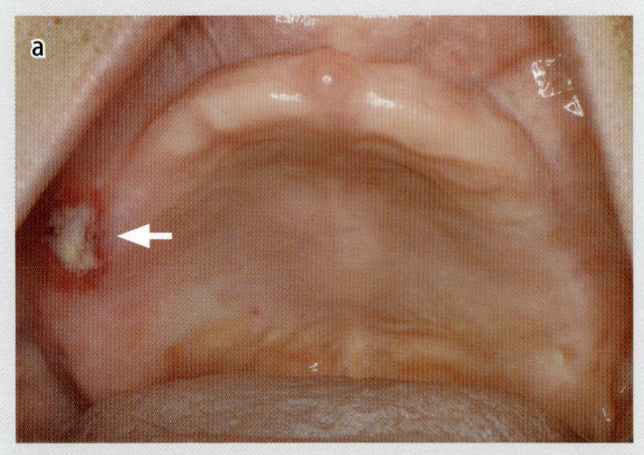

図 3-2-4a、b ●このような義歯由来の褥瘡にどう対処するか？　義歯床下粘膜面を削合するか？

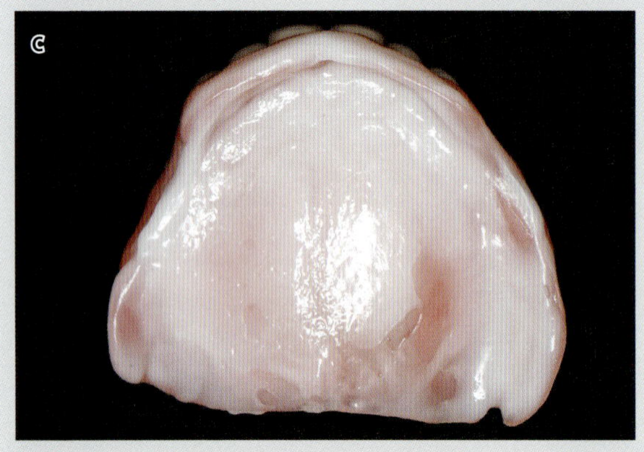

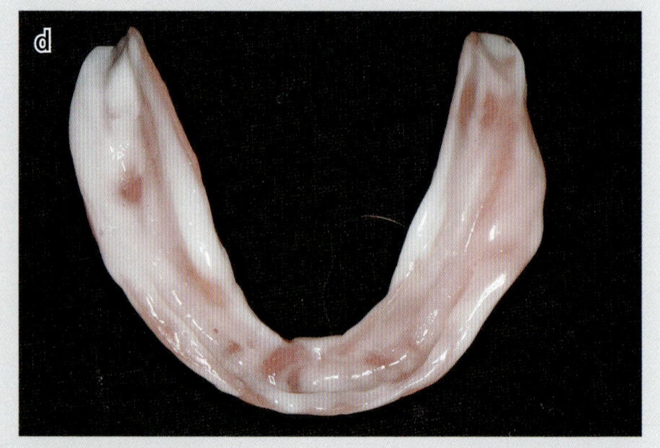

図 3-2-4c、d ●義歯の適合不良のため不安定になり、a、b のようになったと予想できる。ティッシュコンディショナー（松風）を使用し内面の適合性を増したところ、疼痛および褥瘡も改善した。

図 3-2-4 ●褥瘡が大きい時は、部分的な義歯の不適合ではなく全体的な適合不良を疑ってみる。

3 「外れてしまう」場合の解決方法

1）「口腔内に装着した時に外れてしまう」場合は

考えられる原因は以下の２つです。

（1）適合していない

平たくいえばスカスカの状態です。裏装治療をすることが好ましいですが、自信がない時は、一時的な床下粘膜調整材やシリコーン系の疼痛部位確認材を利用して、どのくらい適合不良なのかを診査してからでも遅くはないです（**図 3-2-4**）。

このような後戻りできる治療をすることで、患者の反応（解決したのか未解決なのか）を確認することができ、結果的に失敗の少ない治療になります。

（2）義歯床辺縁が過延長である

この時は痛みや違和感を伴うことが多いです。部位を特定して削合（削除）調整をすることで改善できます（**図 3-2-5**）。

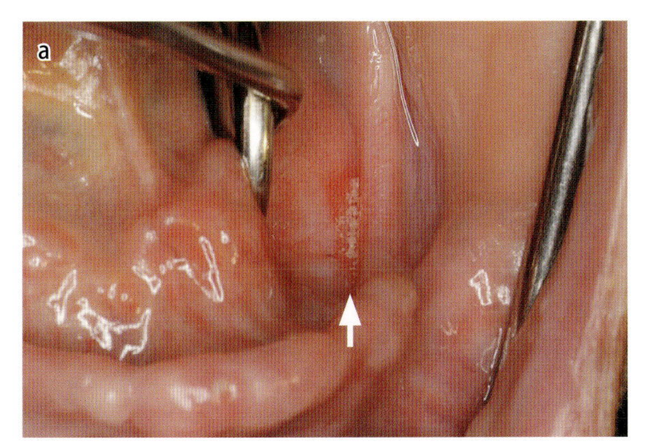

図 3-2-5a ●顎舌骨筋は広範囲に付着しているため、舌運動時に義歯の脱離と疼痛を伴うことがある。

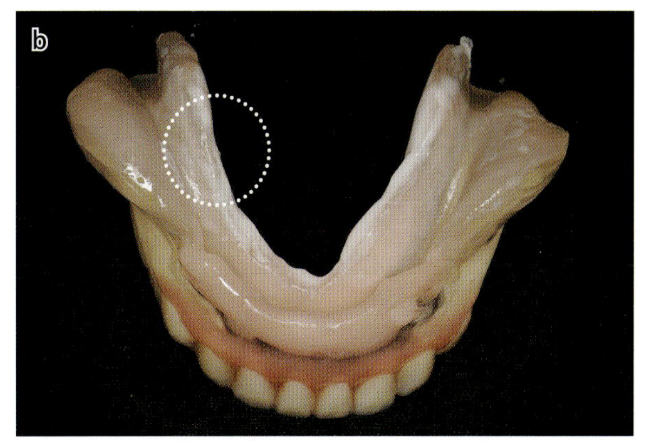

図 3-2-5b ●練習用義歯なので内面に COE-SOFT（ジーシー）を敷いているが、今回のように義歯床辺縁の過延長の時は削合する必要がある。

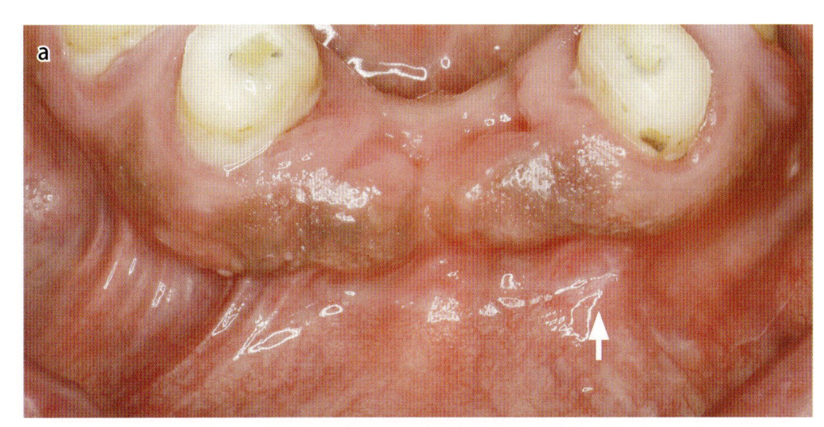

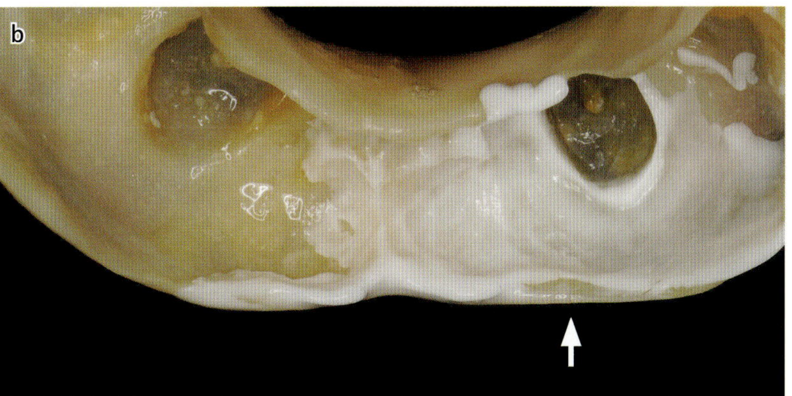

図 3-2-6a、b ●小帯の付着のしかたはさまざまである。この症例の左側は幅広く太い小帯だが、右側は細くて筋張っている小帯が数本見える。フィットチェッカー（ジーシー）にて適合性を確認したところ、義歯床辺縁の形態不良が見られたため、削合にて対応した。

2）「口唇を動かした時に外れてしまう」場合は

義歯床辺縁の形態不良が疑われます。具体的には、義歯床辺縁の過延長か小帯部位の不良です（**図 3-2-6**）。口腔内と義歯床辺縁の形態をじっくり診査して、誤差を少なくすることで解決することができます。

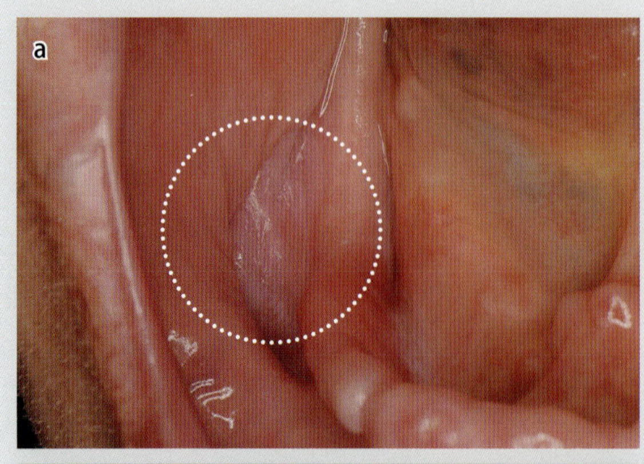

図 3-2-7a ●頬粘膜と義歯が強く擦れていることが想像できる。

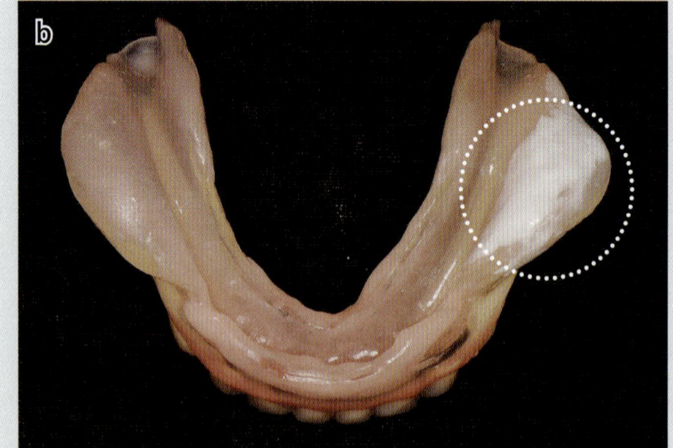

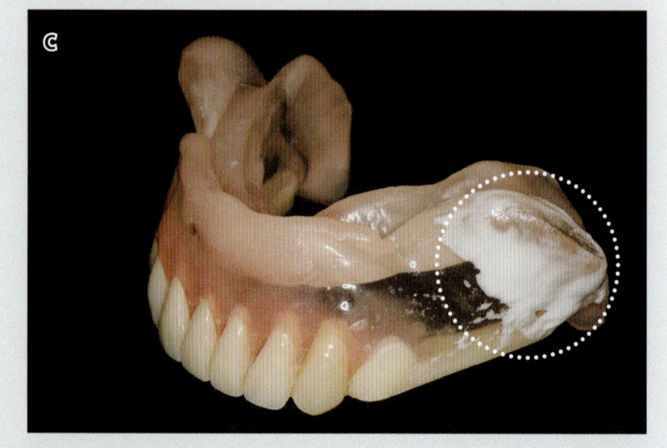

図 3-2-7b、c ●開口時や嚥下時に疼痛や義歯の脱離が起きる時は、シリコーン系の材料を使用して確認するとわかりやすい。

図 3-2-7 ●義歯製作時の外形線の設定ミスではあるが、運動時の疼痛や義歯の不安定な時は改善しやすい。なぜなら、原因がわかれば何度でも確認をして改善すればよいからである。

3）「開口した時に外れてしまう」場合は

「口唇を動かした時に外れてしまう」と状況はほぼ同じです（**図 3-2-7**）。

4 患者に伝えたい疼痛時の対処法

自宅で疼痛が生じた場合の対処法として、**図 3-2-8** に示すことを伝えておくとよいでしょう。その際、「１日の痛みは１日で楽になる」ということを必ず伝えることが大切です。１日ならそれほど大きくて深い傷にはなっていないはずです。逆に１日でも長く我慢すると、傷が大きく深くなってしまい、傷そのものが治る時間が必要になるので治療期間も長くなってしまいます。痛い時はすぐに連絡をしてもらい、できるかぎり早く通院するタイミングをつくりましょう[*8]。

＊8　多少の創傷であれば義歯を装着していても治癒するでしょうが、ある程度以上の状態になっている時は義歯を装着しないで治癒を促す必要があります。今回の義歯による疼痛を、患者自身の教訓になるように話をしておくことで、同じようなことが起きなくなることがあります。

自分でできる対処法

①義歯を外す（靴擦れと同じ）。
②局所冷却法を行う（氷を1粒ガーゼにくるみ、痛みがある場所を30分程度冷やすことで、炎症が止まり痛みが軽減し、また治りやすくもなる）。
※発熱時に貼る市販の冷却シートは貼っても効果はそれほどありません。

すぐに歯科医院に連絡し通院する

「1日の痛みは1日で楽になる」ことを伝え、がまんすることなく来院してもらう。

自分で義歯を調整しない

義歯が修理不能になるまで削ってしまうことが多い。

図3-2-8 ●疼痛時の対処法として患者に伝えること。

また、「自分で義歯を削ったりしてはいけない」ことも伝えます。大抵は見当違いな場所を削っていまい、修理不能な状態までになっていることがあるからです。

5 主訴解決後はスタッフにまかせてみよう

一連の主訴解決への治療が終わった後は、スタッフにバトンタッチすることをおすすめします。患者は、「まだ痛い」「まだ気になる」「ここが○○だ」など、スタッフに教えてくれることがあるからです。

そこをもう一度、手を加えたとしたら患者はどう思うでしょうか？　きっと患者との信頼関係がより一層深まることでしょう。

どんな場面でも、たえず患者の本音を聞き出すことが大事なのです。

column

神経の開孔部と義歯の位置関係について

顎堤の吸収が進行してくると、神経の開口部の向きが変化します（位置は変化しません）。大きな神経の開口部は、上顎では切歯孔と大口蓋孔、下顎ではオトガイ孔です。

①切歯孔の向きの変化

切歯孔が位置する上顎前歯部は、顎堤吸収が進行やすいので開口部の方向が変化してきます。吸収前は口蓋側を向いていますが、進行するにしたがい顎堤頂へ向きが変化します。平たくいえば、横から縦を向いてきます（**図 3-2-9**）。

なお、切歯孔の位置はわかりづらいので、切歯乳頭を観察してみましょう。

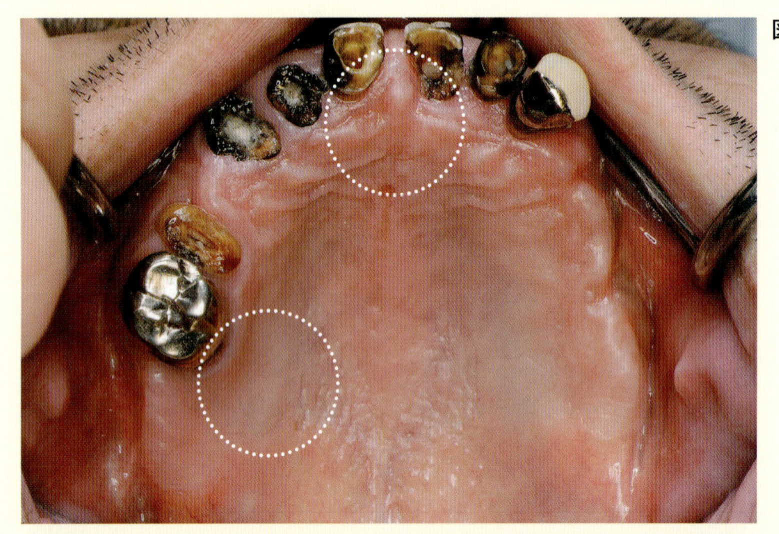

図 3-2-9a ●抜歯前の口腔内の状態。

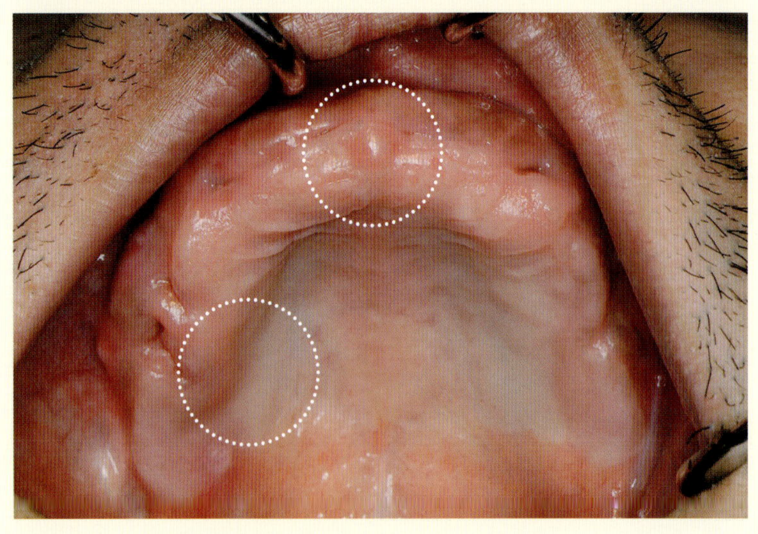

図 3-2-9b ●抜歯後1か月の口腔内の状態。撮影状況により判別しにくいが、切歯孔の向きが抜歯後は顎堤頂側、つまり上方を向いている。大口蓋孔は、顎堤頂からの距離は短くなっているが、向きの変化はない。

②大口蓋孔の向きの変化

大口蓋孔は上顎結節の口蓋側に位置するため吸収が進行しづらく、大きな変化がない場合が多いです（**図 3-2-9**）。ただし、最近では上顎結節近辺にインプラントを埋入するケースもあるので、今後どのような変化をしてくるかはその都度確認する必要があると思います。

③オトガイ孔の向きの変化

神経の開口部で一番の曲者は、下顎のオトガイ孔です。吸収の進行にしたがい、開孔部の向きは上向きになってきます（**図 3-2-10**）。しかも、開口部から出てきている神経の性質も影響します。切歯孔から出てくる鼻口蓋神経はそれほど感度は高くないので多少の圧迫は患者もわからないですが、オトガイ孔から出てくるオトガイ神経は少しの圧迫で疼痛としびれの原因になりやすいです。

図 3-2-10a ●オトガイ孔は顎堤の吸収状況によって左右側で向きが異なることがあり、義歯床外形線と重なりやすい。

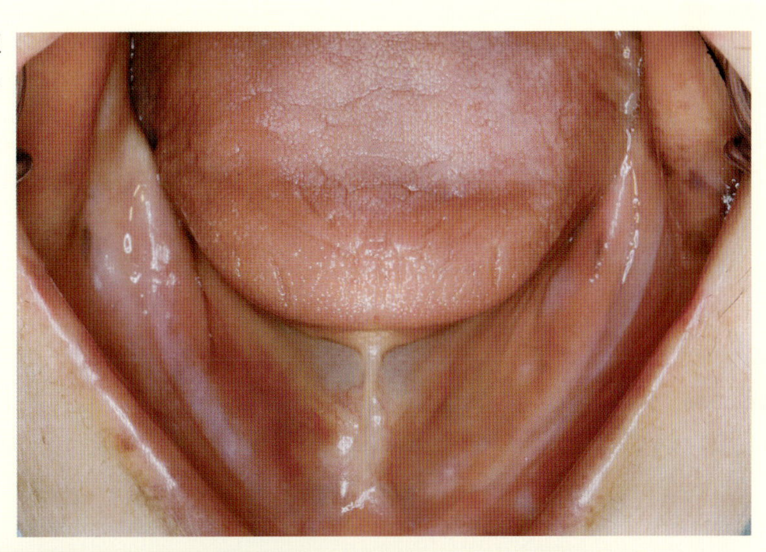

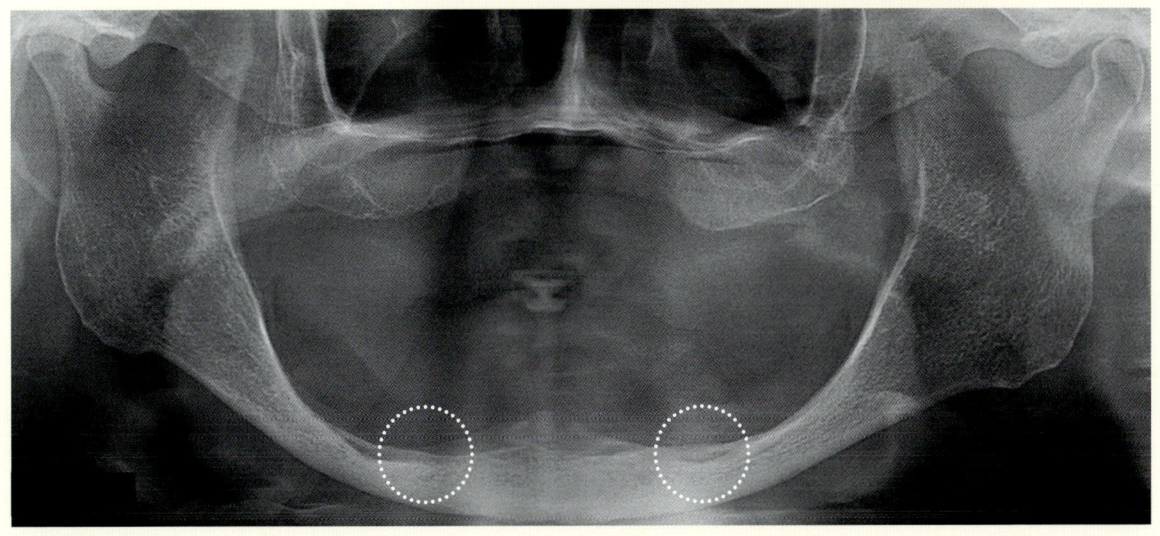

図 3-2-10a ● パノラマエックス線写真ではオトガイ孔が上方を向いているのがわかる。

Chapter 3 診査

20の診査項目で正確に把握しよう

① 診査時の2つのコツ

診査では患者の口腔内の状態を正確に把握することが求められますが、それには２つのコツがあります。

１つ目のコツは、「標準的な口腔内の状態とはどうのようなものか」を理解することです。標準的な状態と比較するほうが診査は圧倒的に楽ですし、なによりも正確に状態を把握できるようになります。

２つ目のコツは、自分の手指感覚を研ぎ澄まして、実際に粘膜の可動性や弾力性を感じることです[*9]。これは次のステップである印象採得に大いに役立ちます。

正確に患者の口腔内の状態を把握できれば、完成義歯に個々の患者にあった工夫をあらかじめ施しておくことも可能なので、視診・触診、各種エックス線写真、スタディキャストをじっくり見比べるようにしましょう。

② 診査後の説明で注意したいこと

診査後、「難症例だ」と思わず口ずさんでしまうことはないでしょうか。また、「土手がないから入れ歯があいにくい」などと患者に説明していないでしょうか。患者の多くは、そんな何気ない歯科医師の言葉に心を痛めています。

たとえ患者の口腔内の状態が悪く義歯製作の難易度が高い症例であったとしても、それはこちら側の問題です。患者に説明すべきことは、「あなたの口の状態は悪い」ということではなく、「あなたが満足するような入れ歯ができるまでリハビリや調整の時間が必要である」ということです。

診査後の説明では、「あなたが満足できる入れ歯ができるまで、○〜○回程度の来院が必要になります」と伝え、大まかでも今後のステップを患者に伝えることが大切です。そして義歯は患者とともに作り上げるものであることを伝え、最後に「一緒に頑張っていきましょう」と一声添えましょう。

このようなプロフェッショナルとしての対応と心遣いは、これまで義歯で不自由な思いをしてきた患者にとって、「この歯科医院でこのステップに沿って入れ歯を作れば大丈夫なんだ」という安心感を与えることに繋がり、幸先のよいスタートを切ることができるでしょう。

＊9　粘膜の診査・診断に関しては、1970年にドイツ語で出版され、1982年に日本語訳された『ウーリッヒ総義歯学』という書籍がとてもよくまとまっているので参考になります。残念なことに絶版となっているので購入することはできないかもしれませんが、探す価値がある書籍であることは間違いありません。

③ 20の診査項目

総義歯治療の診査では、20の項目（**図 3-3-1**）を整理しながら見ていきます。これらの診査をすることで、口腔内の状況を正しく把握することができるようになると思います。

① 唇小帯・頬小帯・舌小帯の位置と形態
② 翼突下顎ヒダの位置と形態
③ レトロモラーパッド（臼歯後隆起）の大きさと形態
④ 顎堤の形態
⑤ 浮動性粘膜（フラビーガム）の有無
⑥ 歯槽骨の形態
⑦ 口蓋の形態
⑧ A-line の位置
⑨ 残存歯の有無と状態
⑩ 波動を触れる粘膜の有無
⑪ 口腔前庭と歯槽突起の位置
⑫ 義歯の安定に役立ちそうなアンダーカットの存在
⑬ 角化歯肉と粘膜の境界
⑭ 舌の形態と動き
⑮ 舌下ヒダの形態
⑯ 腫瘍などの有無
⑰ 唾液の分泌量と性状
⑱ 体格
⑲ 輪郭
⑳ 肌の色、目の色、頭髪の色

図 3-3-1 ●総義歯治療時に診査したい20項目。

1）唇小帯・頬小帯・舌小帯の位置と形態

付着している幅・長さ・弾力性を診査します。旧義歯によって圧迫されていると小帯が押し潰されてしまい、状態がわかりにくいこともあるので、注意深く診査しましょう（**図 3-3-2**）。

唇小帯・頬小帯・舌小帯の状態を把握しておくと、義歯脱落や疼痛の原因を軽減することができるようになります。

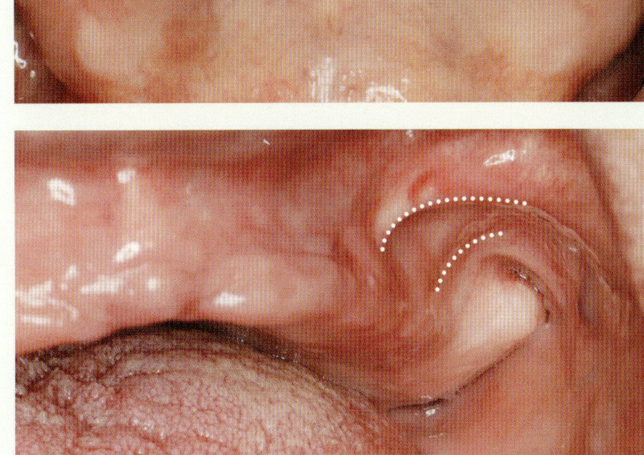

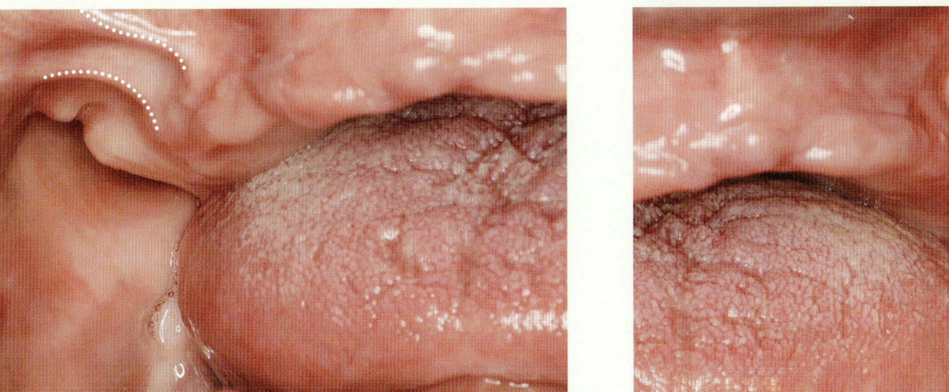

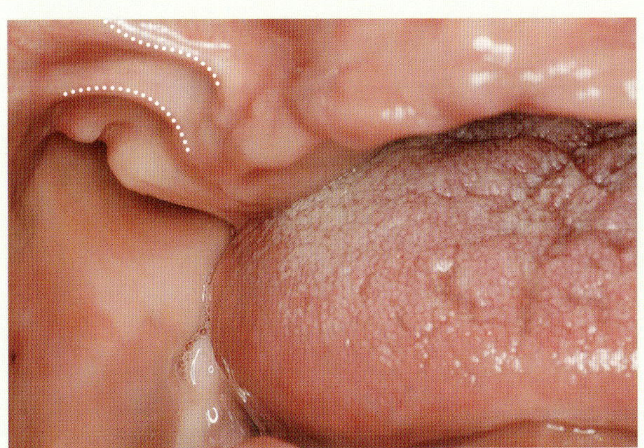

図 3-3-2 ●小帯は引いたりする力によってすぐに形を変化させる。写真は上顎の頬小帯だが、これはすべての小帯に言えることである。

2）翼突下顎ヒダの位置と形態

翼突鉤と下顎骨の間に張られているスジ状のヒダで、頬筋と上咽頭収縮筋（咽頭閉鎖筋）の起始となっています。開口時にはピンと張ったような状態になるので、わかりづらい時は開閉運動をしながら診査をすると把握しやすいです（**図 3-3-3**）。

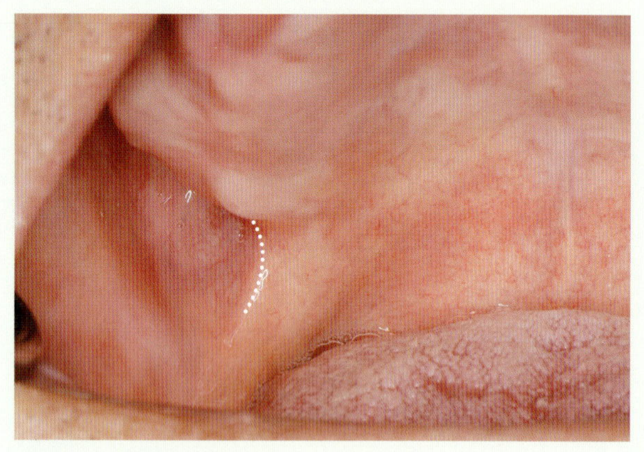
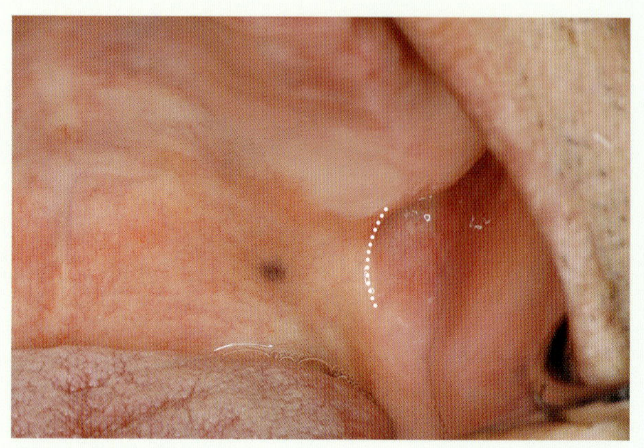

図 3-3-3 ●翼突下顎ヒダは、のど元にグッと力を入れてもらうと写真のようにわかりやすくなる。ただし、この状態で義歯を製作するわけではない。

3）レトロモラーパッド（臼歯後隆起）の大きさと形態

個人差がとても大きく出る部位ですが、義歯の維持力・支持力に大きく関与する部位なので、注意して診査する必要があります。ポイントは、左右差、幅、高さ、動くのか動かないのか、粘膜の状態を確認することです（**図 3-3-4**）。

レトロモラーパッドを覆うことで、下顎義歯の維持力と支持力を最大化させることができます。簡単に言うと、「引っ張っても外れない状態」にすることができます。

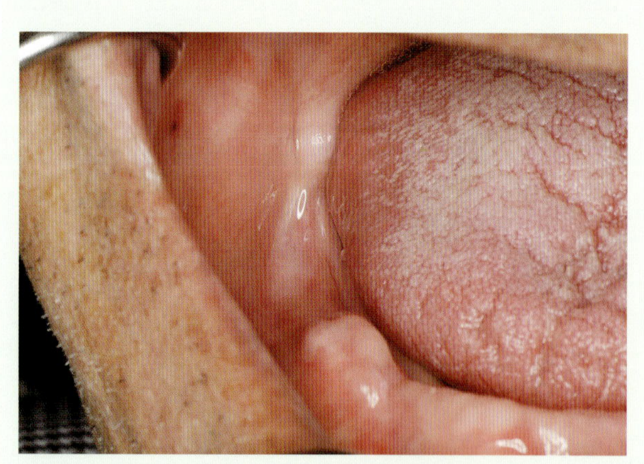
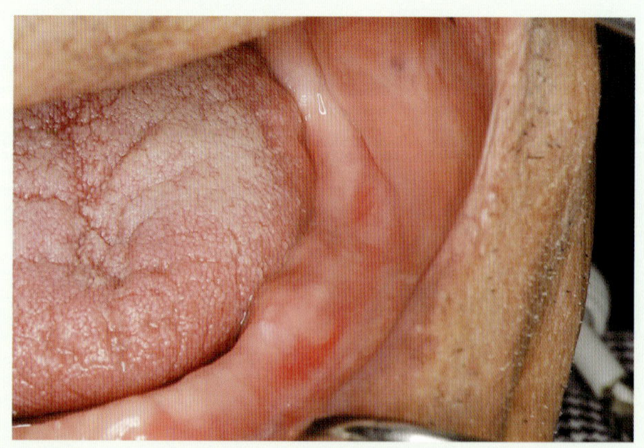

図 3-3-4 ●レトロモラーパッド（臼歯後隆起）は最後臼歯の抜歯状況によって形態が変化しやすく、非常にバリエーションに富んでいるため、注意深く診査しておく必要がある。

4）顎堤の形態

隆起、箱形、屋根形、平坦なのかを、視診と触診によって把握しておくことで、どの部位に力を加えると疼痛が出にくいかを予想することができます（**図 3-3-5**）。

触診時に粘膜の厚さと可動性も把握できるので、同時に行うことで治療時間の短縮に繋げることができます。

A	イメージ図	A 1	A 2	A 3	A 4
	歯槽突起の形	結節を含めて歯槽突起全体が著しく隆起型	前歯部と左右の結節が隆起形で、あとの部分は平坦	前歯部と結節の１つが隆起形で、あとの部分は平坦か屋根形	前歯部：隆起形 臼歯部：結節を含めて片側が隆起形、反対側は平坦か屋根形
	義歯能力の予想　切断力	優秀	かなり良好	隆起部に対応する犬歯部では、かなり良好	隆起部に対応する犬歯部では、かなり良好
	義歯能力の予想　咀嚼力	優秀	かなり良好	片側は良好 （隆起部の反対側）	片側は良好 （隆起部の反対側）
B	イメージ図	B 1		B 2	
	歯槽突起の形	前歯部：屋根形か平坦 臼歯部：片側が隆起形		前歯部：屋根形か平坦 臼歯部：片側が隆起形で、他側は屋根形か平坦	
	義歯能力の予想　切断力	隆起の程度に応じて能力が高まる		隆起部の対角線上の犬歯部ではかなり良好	
	義歯能力の予想　咀嚼力	左右側ともかなり良好		片側ではかなり良好（隆起部の反対側）	
C	イメージ図	C			
	歯槽突起の形	前歯部のみ隆起形、臼歯部は屋根形か平坦			
	義歯能力の予想　切断力	能力なし			
	義歯能力の予想　咀嚼力	左右の大臼歯を同時に用いればかなり良好			

図 3-3-5 ●顎堤の状況分類表（参考文献4より引用改変）。上下左右の状況と咬合状態、上下関係でも影響度は変化する。たとえば、上顎が良好（A4）、下顎が不良（C）だとすると下顎に問題が起きやすいだろうと判断することができる。これを患者に「あなたの土手は難しい」と伝えるのではなく、「おそらく下の入れ歯の方が調整に時間がかかるだろう」と最初の段階で伝えておくことで、後々のトラブル回避に繋がる。

5）浮動性粘膜（フラビーガム）の有無

フラビーガムは上顎の前歯部が好発部位ですが、顎堤のどこにでも発症します。見逃してしまうと印象採得時に変形させてしまうおそれがあるので、注意深く診査しましょう（**図 3-3-6**）。

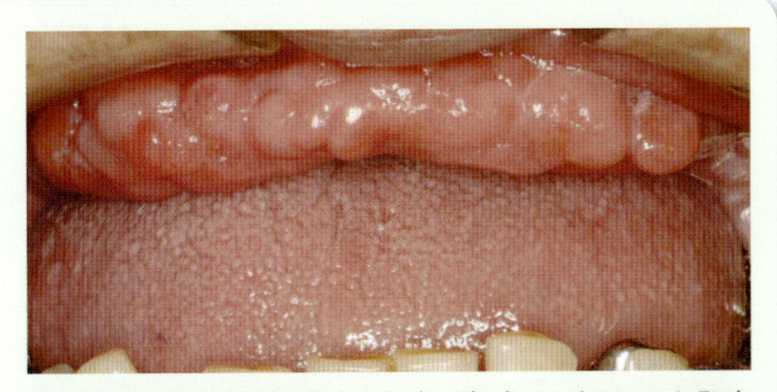

図 3-3-6 ●浮遊性粘膜（フラビーガム）はどこにでも発症するため、上顎前歯部だけと決めつけないように診査する。

6）歯槽骨の形態

歯肉や粘膜に覆われているので直接歯槽骨を見ることはできませんが、触診により鋭利な部位や突起状に隆起している部位を把握することが可能です。鋭利な歯槽骨を有する部位は疼痛の原因になりやすいので、見逃さないようにしましょう（**図 3-3-7**）。

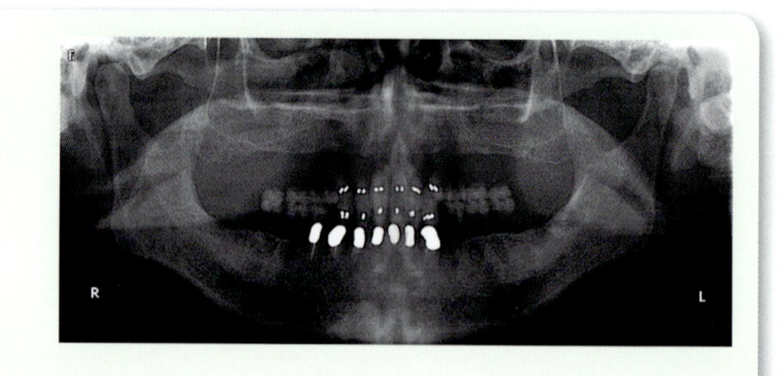

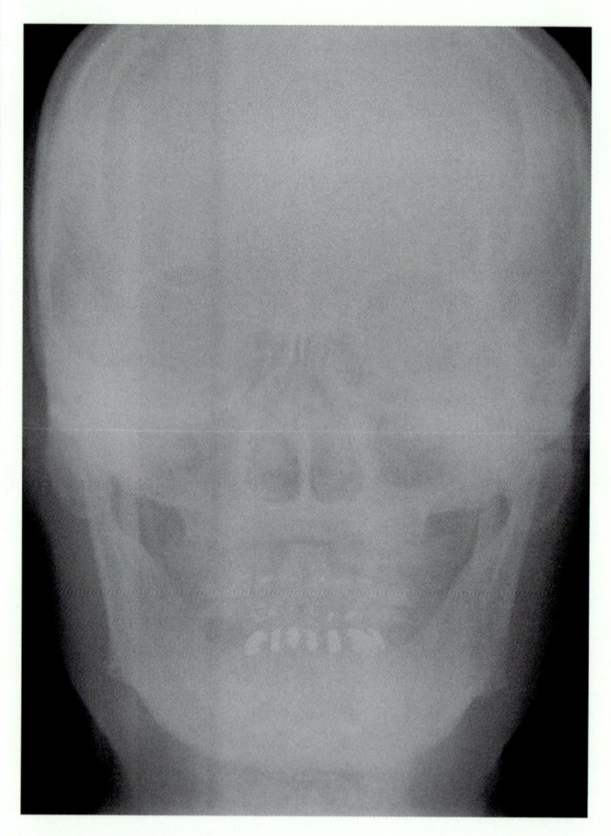

図 3-3-7 ●同一患者の各種エックス線写真像。それぞれの撮影法によって見えかたが異なる。撮影法によって得手不得手があるため、撮影法と使用している器材の特徴を理解しながら口腔内を観察すると、適切な情報を得ることができる（この3枚は陶歯を使用した義歯を装着した状態でエックス線写真撮影をしている）。

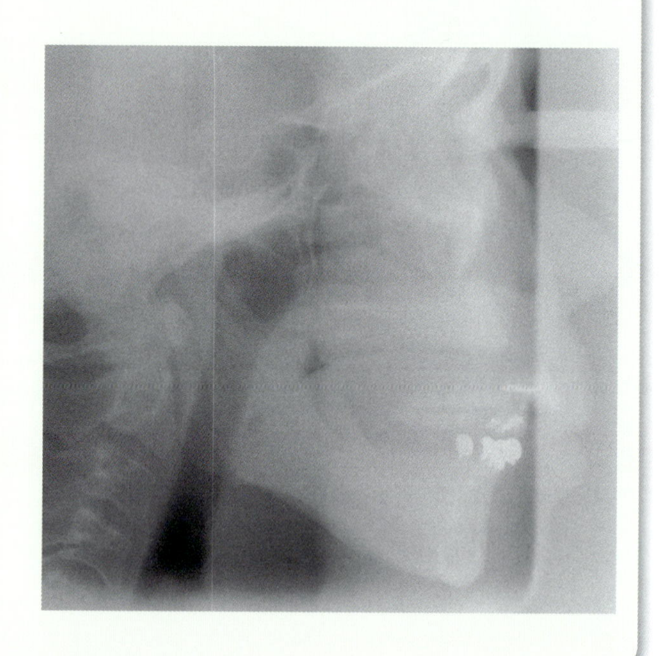

7）口蓋の形態

口蓋の深さ、前後左右の形態、正中口蓋縫合の状況、切歯乳頭の形態と位置、口蓋隆起の有無を把握します。特に隆起部は義歯転覆時の支点になり疼痛が起きやすい部位なので、事前に大きさ、厚さ、形をしっかりと把握しておくことで、完成義歯に工夫を加えることができます（**図 3-3-8**）。

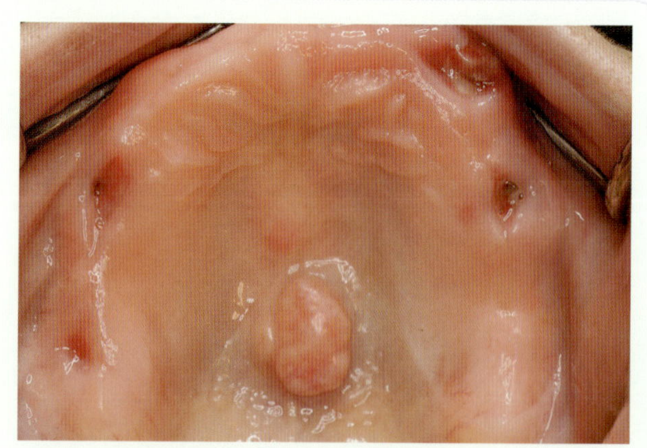

図 3-3-8 ●口蓋隆起を覆って義歯を製作するのかどうか、判断する必要がある。筆者は一度覆って製作し、疼痛が軽減できない時や違和感がなくならない時に義歯の形態を無口蓋にしていくこともある。

8）A-line の位置

義歯床後縁の位置決めの参考になるので、患者に『あ〜』と発音してもらい、確認しておきましょう（**図 3-3-9**）。

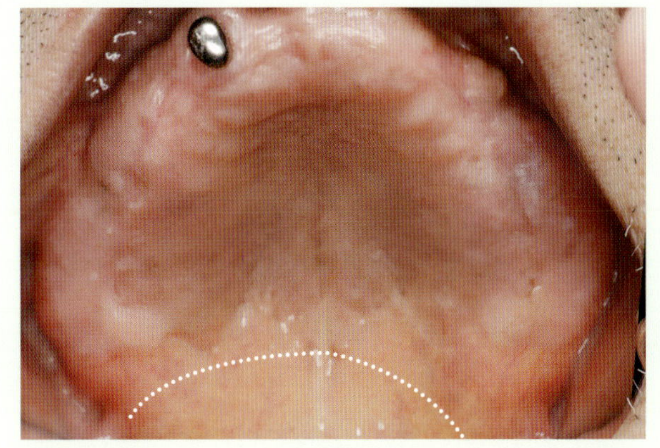

図 3-3-9 ● A-line は上顎義歯後縁の位置決めの1つになる。

9）残存歯の有無と状態

診査項目に歯周組織検査を加えることで、より残存歯の把握ができるようになります。治療計画立案の際に役立つので、ぜひ加えましょう（**図 3-3-10**）。

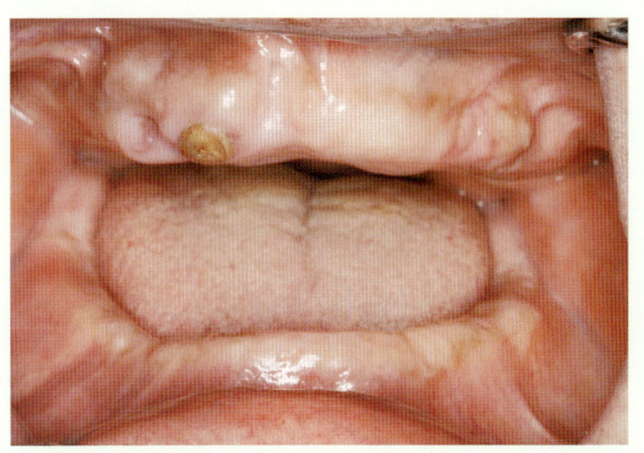

図 3-3-10 ●残存歯があることで、歯根膜由来の鋭敏な感覚（粘膜由来よりも）を利用することができる。ただし、歯を残すことで人工歯の排列や義歯製作に不都合が生じることもあるので、「必ず保存したほうがよい」という考えはなくしたほうがよい。

10）波動を触れる粘膜の有無

「波動を触れる」ということは「変形しやすい」ということです。印象採得時の要注意部位なので、しっかり把握しましょう。

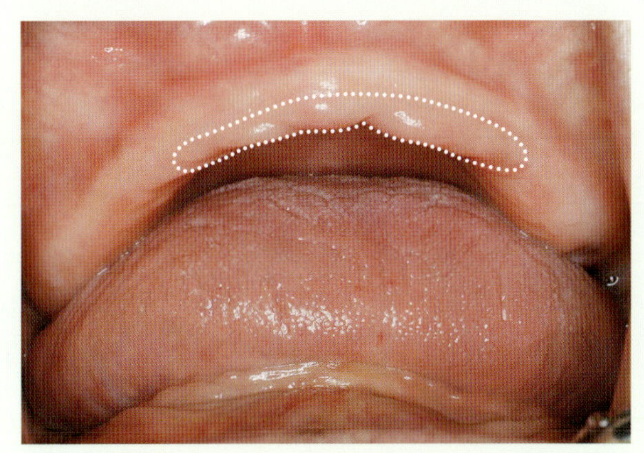

図 3-3-11 ●フラビーガム（図 3-3-6）のように発赤していないが、歯槽骨の裏打ちのない顎堤がある。このような顎堤は印象時に変形させやすいので注意が必要。

11）口腔前庭と歯槽突起の位置

口腔前庭と歯槽突起に該当する義歯床辺縁形態の設定が、義歯の脱落原因になることがあります。辺縁形態が長い時は削合すればよいですが、短いと修復が難しくなってしまうことがあるので、確実に把握しておきたいところです（**図 3-3-12 の青ライン部**）。

12）義歯の安定に役立ちそうなアンダーカットの存在

上顎結節後縁や下顎前歯部は、義歯の脱着方向に拮抗するようなアンダーカットを有することがあります。このアンダーカット部を利用することができたら、義歯の安定や脱落防止に役立つので、あらかじめ確認しておきましょう（**図 3-3-12 の黒枠赤部**）。

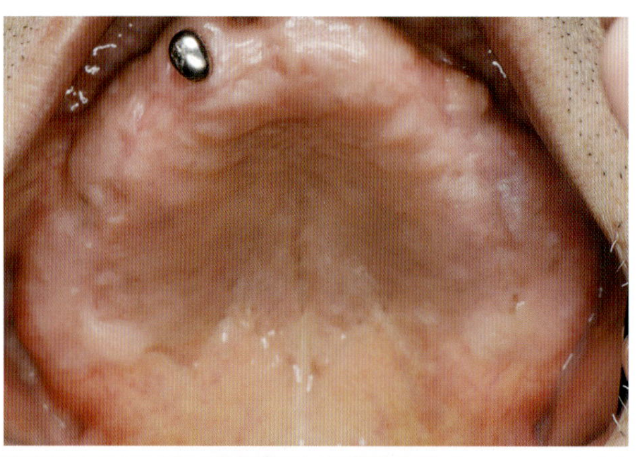

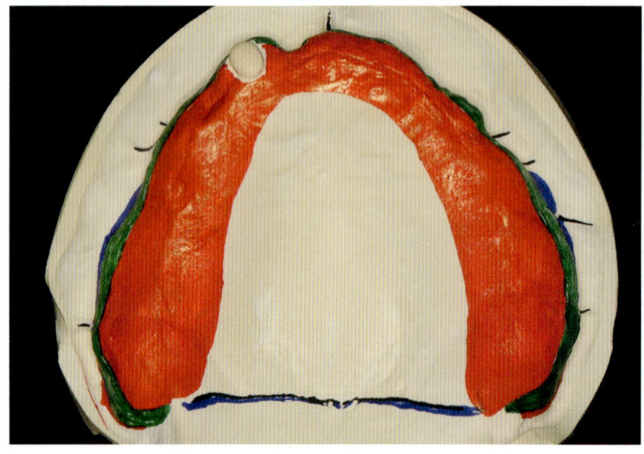

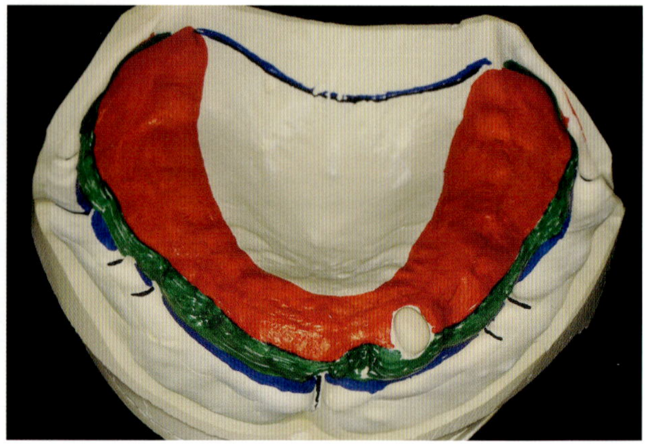

図 3-3-12 ●咀嚼粘膜が多いので、咬合力に対して負担できる能力（維持力）が高い。

赤：咀嚼粘膜（咀嚼耐圧区域）
緑：被覆粘膜
青：閉鎖に使用できる区域（内側弁維持に使用できる区域／☞ P. 24 参照）
黒枠赤：機械的閉鎖（アンダーカット）
黒線：小帯

13)角化歯肉と粘膜の境界

角化歯肉が極端に減少することで、義歯による咀嚼時の咬合力負担に耐えられない部位もあるので、あらかじめ角化歯肉と粘膜の境界を把握して人工歯排列の参考にします（**図 3-3-12 の赤部**）。

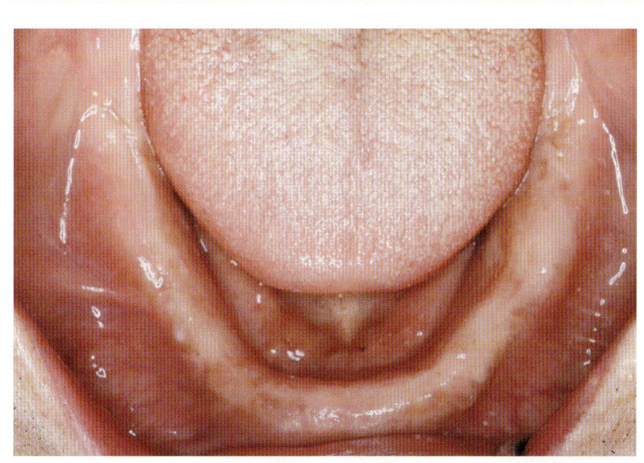

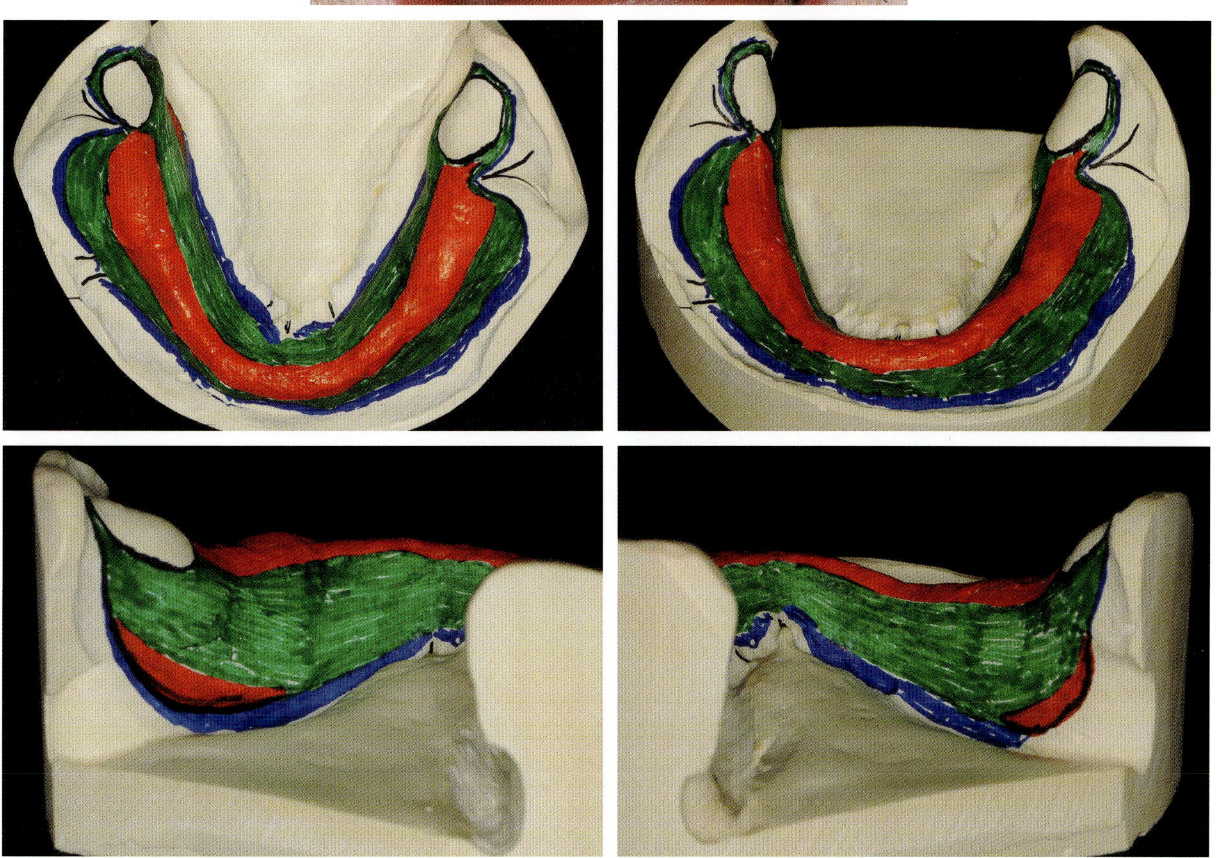

14)舌の形態と動き

左右形態に極端な差がないか、動きが制限されていないかを確認しておきます。口腔内の外科処置の結果、形態や動きが左右で異なっている場合もあります(**図3-3-13**)。

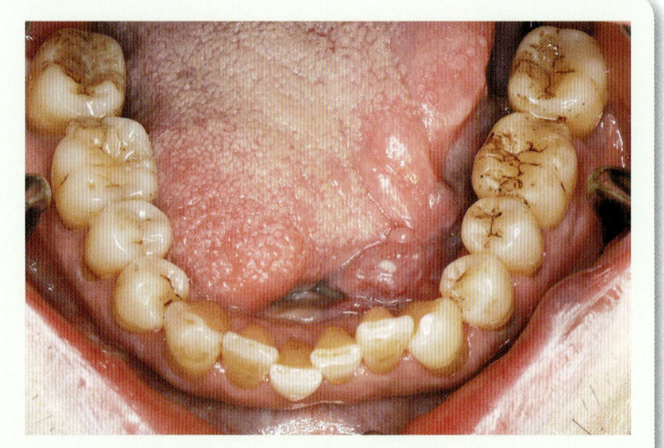

図 3-3-13 ●手術などで舌運動に影響が出ることは多々ある。

15)舌下ヒダの形態

舌下ヒダも、レトロモラーパッドと同じぐらい個人差があります。ぴんと張っているタイプから二重舌のようになっているタイプまで、バリエーションは無限です。舌下ヒダが下顎義歯舌側に乗っかるように設計できれば、義歯の維持力、支持力に役立ちます(**図3-3-14**)。

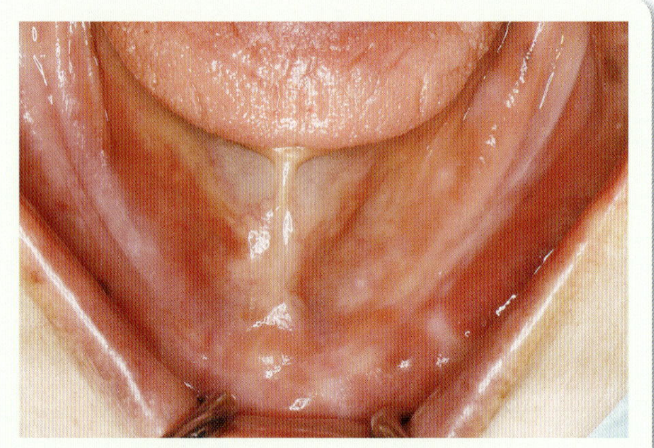

図 3-3-14 ●舌下ヒダのほとんどない例。

16)腫瘍などの有無

視診・触診しながら、良性・悪性を問わず腫瘍の有無や粘膜疾患の有無を確認します(**図3-3-15**)。

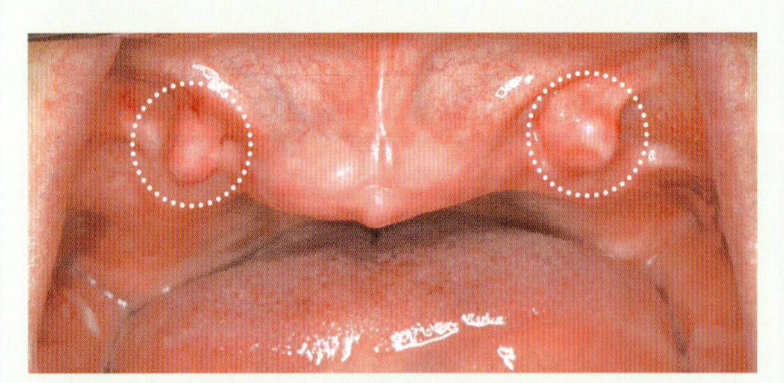

図 3-3-15 ●写真のように腫瘤がある時は、義歯の外形線を外側に設計して義歯の内部に腫瘤を入れることで維持力・支持力を最大化する工夫をする。また、外科的に除去するのかどうかもあわせて検討する必要がある。

17)唾液の分泌量と性状

唾液の分泌量や性状(粘液性、漿液性)を、1)〜16)の診査時に確認します。乾燥気味なら義歯との摩擦で疼痛が出やすいでしょうし、義歯脱落の原因になることもあります。性状が極端に粘液性だと、義歯周囲がネバネバして不快なこともあります。

これらはあらかじめ患者に伝えておくことで、義歯完成後に患者から「あの時に言っていたことですね」のように予言者になることができます[*10]。

＊10　完成後に後付けで情報を伝えると、「言い訳」になる場合があります。

18)体格

細身型、スポーツ型、肥満型、あるいは混合型程度でいいので、体格も確認しておきましょう。これらは、後々の機能を取り込む際の筋力の差に繋がりやすいからです。

19)輪郭

Ovoid(卵円形)、Square(正方型)、Tapering(逆三角型)と混合型があります(**図3-3-16**)。人工歯選択の際に役立つので、顔貌写真を撮影しておくとよいでしょう。

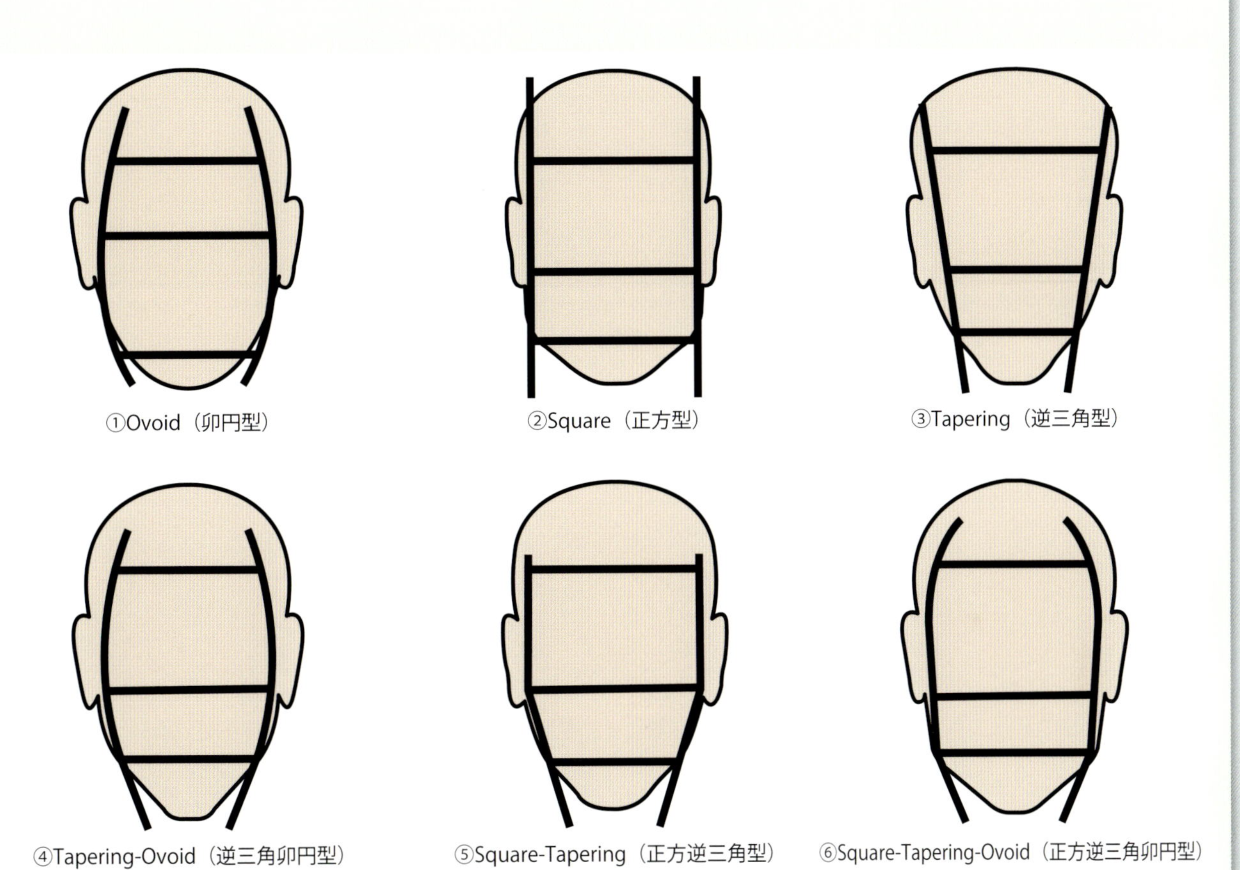

図3-3-16 ●患者の輪郭のパターン(参考文献5より引用改変)。輪郭は人工歯選択の参考になる。人工歯選択をラボサイドに任せている歯科医院もあるようだが、前歯部の形態と大きさは患者と一緒にチェアサイドで決めることで患者の満足度は高まる(☞ P. 83 参照)。

20)肌の色、目の色、頭髪の色

人工歯の色調を決める際の参考としてよくあげられる項目ですが、日常臨床ではさほど気にすることはないでしょう。

Chapter 4 印象採得

ありのままを印象採得するために

① 皆さんはどんな印象を目指していますか？

「義歯を造るための印象だ」とお叱りを受けてしまいそうですが、はたしてそうなのでしょうか？　義歯本来の役目は、失った身体の組織と機能の回復をするためです。患者自身もそのことを強く望んでいます。そう考えると、印象採得の意味合いも、「人工物を造るための印象」から「人工臓器を創るための印象」に変化していきます。平たく言うと、印象採得は「義歯を造るための印象ではなく、患者の身体、特に口腔内にとって都合がよい義歯を創るための印象を採ること」と筆者は考えています*[11]。そのために目指さなくてはいけないことは、「ありのままの形を再現すること」です。

② 印象採得で『できること』と『できないこと』

印象採得でできることは、『その時の状態を再現すること』だけです。修復部位が硬組織のような歯であれば、可動する部位がないので、印象採得だけで再現性が高くなると思います。しかし、義歯のように軟組織も関与していると、義歯の範囲が増えれば増えるほど可動域の関与も増え、総義歯になればすべてが対象になってきます。残念ながら口腔内のすべての状態を印象採得することは不可能です。たとえば、『最大開口位に近い印象採得』と『限りなく閉口状態での印象採得』を比べると、義歯床縁の形態は異なります。２つの状態を共存させることは不可能なのです。どのような状態で印象採得するかによって作業模型は変化し、最終的な義歯にも影響を及ぼします。

また、印象採得では動的な状態をほぼ再現することはできません。特に、個人個人固有な運動を印象することは絶対に不可能です。なぜなら印象採得時に咀嚼も嚥下も発音もしていませんから。

印象採得時には、これらのことを認識しておくことが大事です*[12]。

＊11　筆者は、患者と一緒に義歯を創造することを『創る』、術者主導で義歯を造ることを『造る』と考えています。

＊12　採得できなかった患者固有の機能をどう補うかに関しては、P. 103 を参照ください。

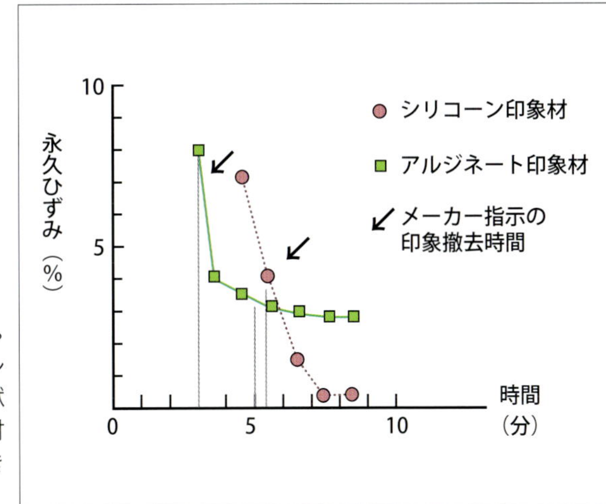

図 3-4-1 ●印象材の撤去時間（硬化時間）と永久ひずみの関係。シリコーン印象材はほとんど永久ひずみはないのが特徴で、アルジネート印象材は使いかた次第でどんどん変形していく（参考文献1より引用改変）。ただし、永久ひずみの少ないシリコーン印象材を使用したからといって、口腔内との差が少ない印象採得ができるわけではない。

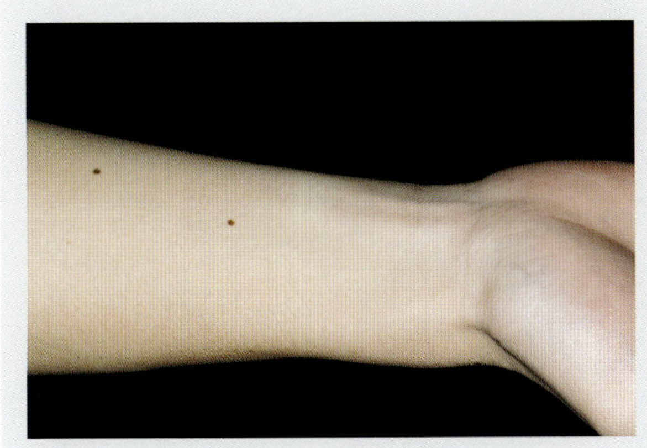

図 3-4-2a ●何もしていない状態。

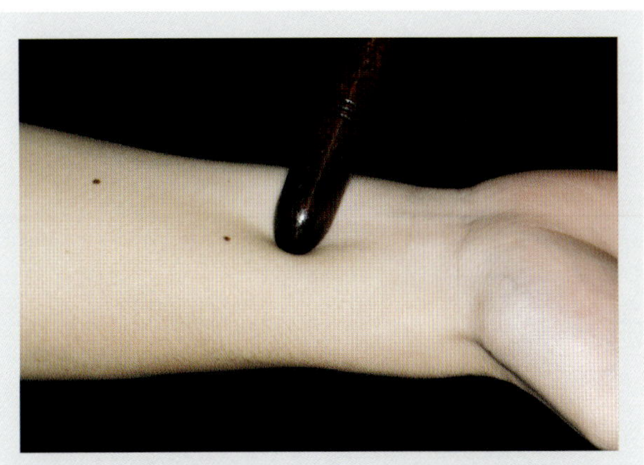

図 3-4-2b ●押されているところは凹んでいて、そのまわりが盛り上がっている。

図 3-4-2 ●皮膚を押した時の周囲の変化。印象材によって口腔内でも同じような現象が生じている。

3 印象は必ず変形している

印象材は、アルジネート、シリコーンなど種類がいくつもあります。そのなかで共通していることは、大なり小なり必ず印象材そのものが変形していることです。シリコーンでも、微量ではありますが変形しています。

筆者は、『シリコーン印象材を使用すれば必ず精密に取れている』といった発想を持っていましたが、よくよく考えると、硬化後の寸法変化と永久ひずみを最小限に抑えることが精密印象材に求められていることであって（**図 3-4-1**）、『印象後の印象面とオリジナルの口腔内との差が少ないかどうか』は別問題です。軟組織は印象材そのものの硬さによって変形してしまいます（**図 3-4-2**）。その変形を見逃して製作した義歯は、「強く当たって痛い」と言われるか、「隙間がある」と言われるかのどちらかです。

こういった声を耳にすると、印象材選びは術者側が『どのような印象を目指すか』を踏まえて変化させる必要があるということを痛感します。

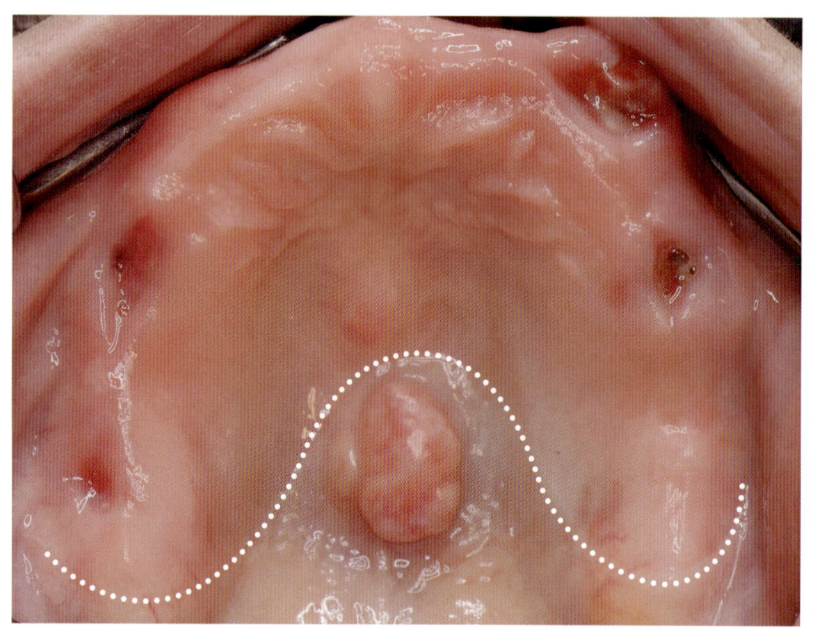

図 3-4-3 ●旧義歯の影響で粘膜に圧痕が残っている。この状態で印象を採ると、どうなるだろうか（実際の痕と点線はずらしてある）。

4 意識しておきたい印象採得の5つのポイント

1）患者固有の軟組織の状態を把握する

使用する印象材を決定する前に、軟組織の特徴を理解する必要があります。軟組織は粘弾性に富んだ組織です。すぐ裏側に硬組織がある場合と軟組織の厚みがある場合もあれば、軟組織と硬組織の間にいろいろな組織が介在する場合もあります。その結果、いわゆる被圧変位量に差が生じてきます。それが均一であれば予想がつきやすいですが、口腔内は個々の患者によって無限のバリエーションがあります。触診をする際はいろいろな角度から圧力を加えて、『どのくらいの弾力があるのか』を把握しておくことが印象採得する時に非常に役に立ちます。

ここで大切なことを1つ。皆さんは、『形態や状況が不良な義歯を印象採得する直前まで装着していたら、口腔内組織がどうなっているか』を想像したことはありますか。

たとえば、輪ゴムを手首に巻き付けていていると、輪ゴムのあとが残っているでしょう。それと同じで、不良な義歯が入っていると、どこがどうなっているか予想すらできない状態に口腔内組織がなっているはずです（**図 3-4-3**）。そのような状態では、どれほど優れた印象材を使ってもよい義歯は製作できるわけがありません。

筆者は、不良な義歯を使用している口腔内の印象採得をする際は、旧義歯を 24 時間前から外しているようにお願いしています。食事をする時は装着してもよいですが、それ以外は外してもらうように伝えます。1日がんばった結果としてよりよい義歯ができるならば、患者も協力を惜しまないはずです。

もちろん、患者の協力を得られない時もしばしばあります。筆者は、この時こそスタッフに協力してもらっています。スタッフが伝えると、患者のモチベーションが上がり、納得してくれることが多いです。先述のとおり、患者にとって歯科医師の言葉は強めに聞こえてしまうようです（☞ **P. 42 参照**）。

① 印象圧

- 大きく分類すると、無圧・選択加圧・加圧の３つ。
- 『無圧』は、厳密にいえば再現することはできない。「限りなく無圧で印象採得する」というのが正しい表現。
- 『選択加圧』は、術者が意図的に圧を加えたい部位に圧を加える方法。
- 『加圧』は全面に均一に圧を加える方法だが、現実的にまず不可能。一部分に圧が加わっているのが現状。

② 義歯床辺縁（口腔前庭）の形成方法

- 義歯床辺縁（口腔前庭）の形成方法として、『辺縁形成』と『筋形成』という表現があるが、どちらも同じこと。
- 『辺縁形成』は患者主導で、『筋形成』は術者主導で義歯床辺縁（口腔前庭）の形態を再現する方法。

③ 口の開閉状態

- 最大開口位での印象採得は、印象用トレーと印象材を口腔内に保持する必要があるため、厳密に言えば『限りなく最大開口している状態』といえる。
- 閉口位での印相採得も同様で、材料が口腔内に入っているため『限りなく閉口している状態』である。

図 3-4-4 ●数ある印象採得テクニックを理解するためのポイント。

2）アルジネート印象材を使用する

アルジネート印象材、チオコールラバー系印象材、親水性シリコーンラバー印象材、疎水性シリコーンラバー印象材、石膏印象材、ユージノール印象材といったように、多種多様の印象材が現在も使用されています。このなかから総義歯印象に適している材料を選択する必要があります。先述のように、軟組織の変形を最小限に抑えることができる印象材が好ましいです。

シリコーン印象材は、その特徴から軟組織の変形を促しやすいので第一選択にはなりません。石膏印象材は非常に優れた印象材ですが、アンダーカットに入り込むと必ず割れてしまうので、バラバラになった石膏印象をパズルのようにつなぎ合わせる必要があります。以上のことから、近年ではアルジネート印象材を選択することが多いです。

アルジネート印象材をお持ちでない方はいないぐらいポピュラーな印象材です。普段から使い慣れているので、少しの練習で習得することが可能な材料ではないでしょうか。

3）ありのままを印象採得する

『〇〇テクニック』といわれる方法がたくさんありますが、それらの違いは、印象面への印象圧の加えかた、義歯床辺縁（口腔前庭）の形成方法、印象時の開閉口状態にあります。この３つが何を意味しているのかを理解することが、印象採得の上達に繋がります（**図 3-4-4**）。

本書では、変形と、患者の口腔内をありのまま印象採得することを目指しているので、限りなく無圧で患者主導の口腔前庭を再現して、閉口した状態でリラックスしていることが大切と考えています。

●義歯は立位で印象採得する

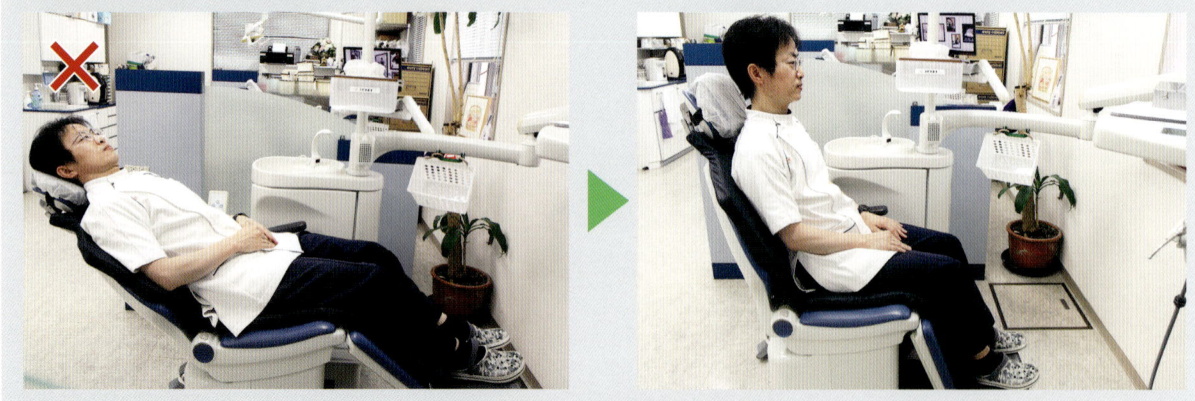

図 3-4-5a ●立位で印象採得する理由は、義歯を装着している姿勢を印象採得したいからである。患者の体格によっては、トレー挿入時はユニットを傾斜させておき、硬化待ち時にユニットを起こすことで対応できる。

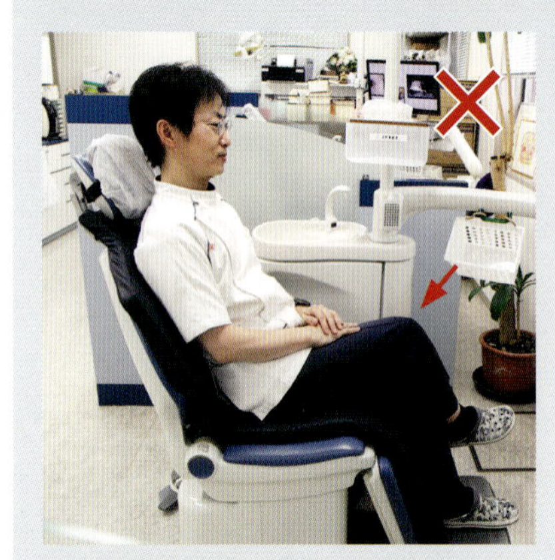

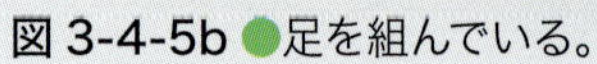

図 3-4-5b ●足を組んでいる。

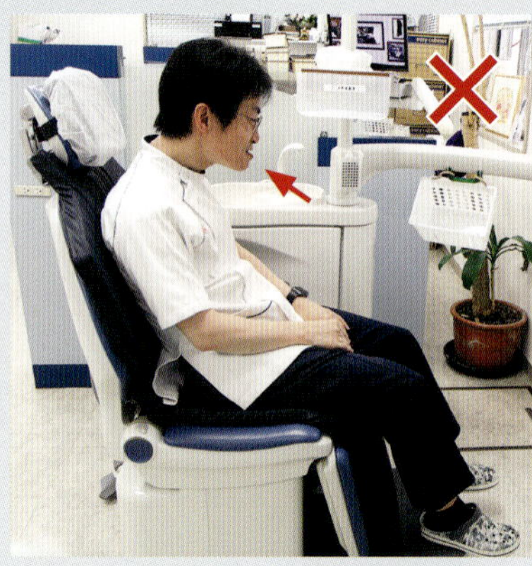

図 3-4-5c ●前かがみになっている。

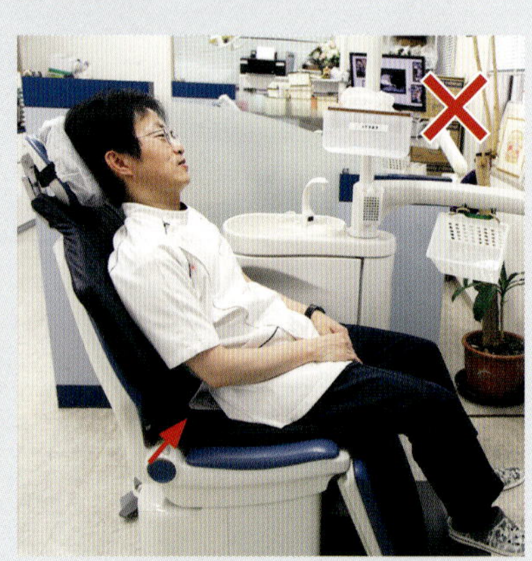

図 3-4-5d ●腰が空いている。

図 3-4-5 ●印象採得時の患者の姿勢のチェックポイント。

なお、印象採得時の患者の姿勢も、ありのままを印象採得する上で重要です。たとえば開口する際に上を向いてしまうと、咽頭方向へ印象材が流れやすく危険である以上に、日常ではない状態の印象面になるので好ましくありません。ちょっとした姿勢で義歯床辺縁（口腔前庭）の形態は変化してしまいます。

姿勢は、

- 足を組んでいない
- 腰が曲がっていない
- ユニットに深く座っている

ことが大切です（**図 3-4-5**）。

4）患者にリラックスしてもらう

皆さんは、患者がリラックスしているかどうかを気にしたことはありますか？　ご自身で一度試して欲しいのですが、肩に力を入れると口腔前庭近辺の緊張度が変化しませんか？　変化するということは形態も変化するということです。そのような状態の印象で製作に入った義歯はどうでしょうか？　想像に難くないですよね。

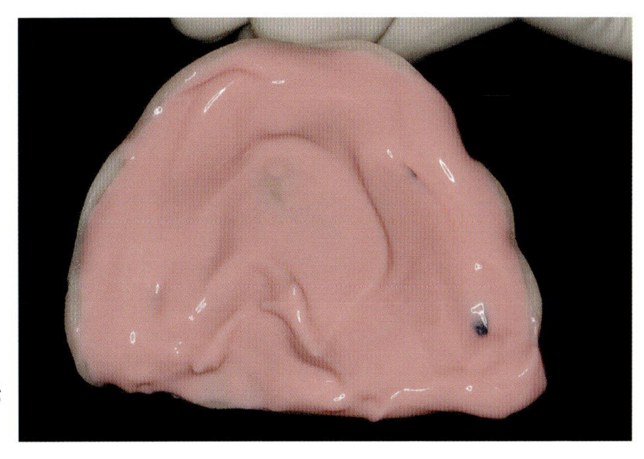

図 3-4-6 ●アルジネートの盛り付けは、均一になるようにしておくほうが粘膜にかかる圧が一定になりやすい。

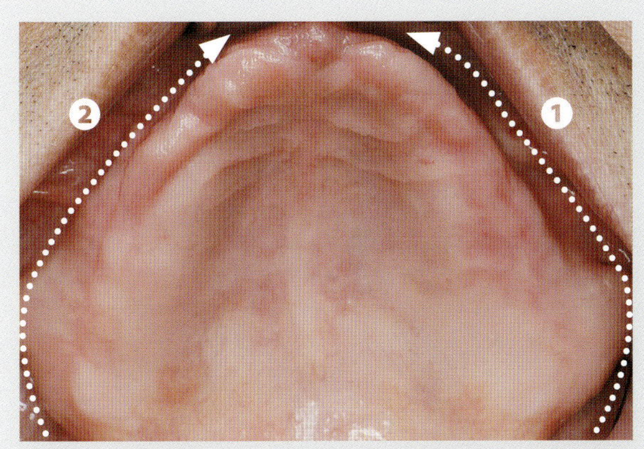

図 3-4-7a ●上顎には、左側上顎結節の奥から上唇小帯、そして右側上顎結節の奥から上唇小帯の順でアルジネート印象材を適量注入する。

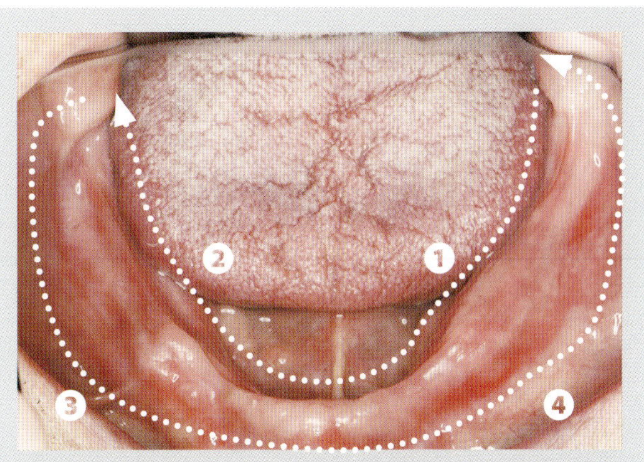

図 3-4-7b ●下顎には、左側顎舌骨筋窩から舌小帯、正中を超えて右側顎舌骨筋窩、右側レトロモラーパッドから頬側、唇側へ行ってそのまま左側のレトロモラーパッドまで適量のアルジネート印象材を注入する。

図 3-4-7 ●シリンジによるアルジネート印象材の注入手順。

5)アルジネート印象材の変形を最小限に抑える

(1)各個トレーを使用する

印象の変形を最小限に抑えるためには、アルジネート印象材の厚みを一定に盛り付けることが大切です(**図 3-4-6**)。そのため筆者は、各個トレーを使用して義歯の印象採得をすることが多いです。アルジネート印象材を入れたシリンジを口腔前庭最深部に圧を加えすぎないように注入して(**図 3-4-7**)、各個トレーを口腔内へ挿入します。

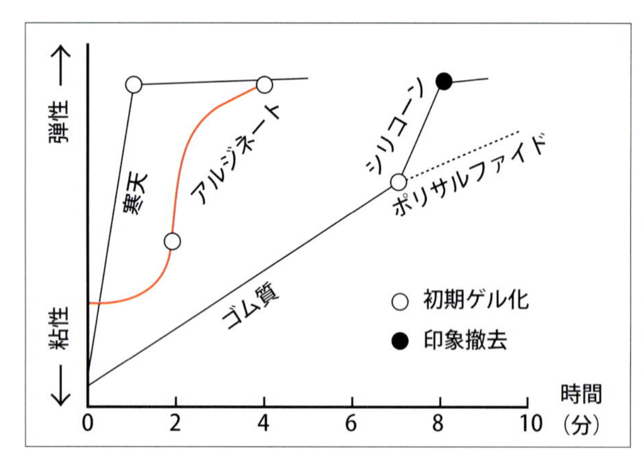

図 3-4-8 ●粘膜は弾力性が高いので、印象材で変形させてしまっても元に戻ろうとする。シリコーン印象材は硬化曲線が正比例で、粘膜が変形したままの印象になっていることが多い。アルジネート印象材は練和後2分弱は同じ硬さを維持しているだけなので、粘膜が変形しても硬化するまでの押さえかた次第で変形をゼロに近づけることができる。これを意識していると完成した義歯の調整回数が激減する（参考文献1より引用改変）。

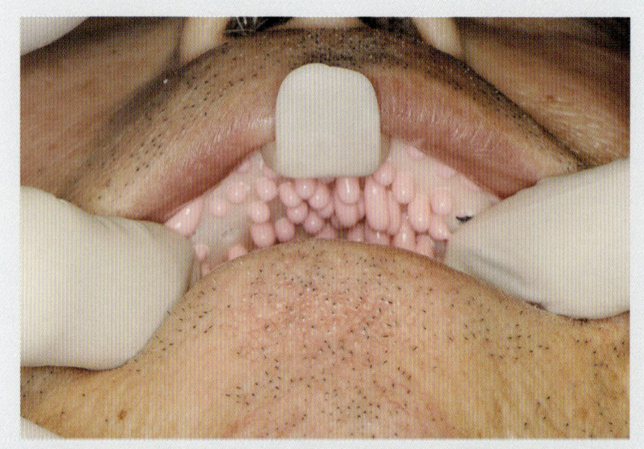

図 3-4-9a ●上顎での保持のしかた。小臼歯近辺を軽く動かない程度に硬化するまで支える。

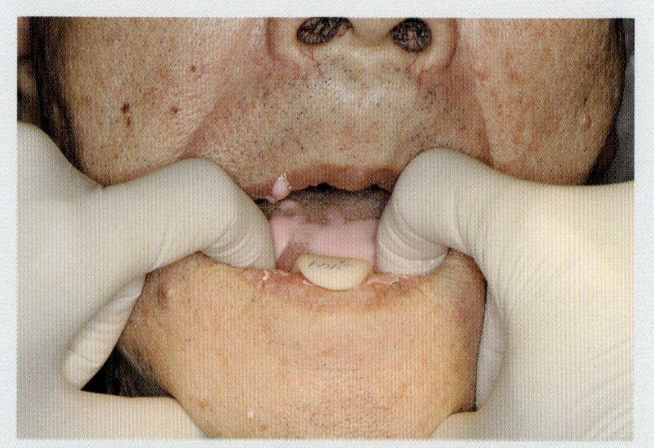

図 3-4-9b ●下顎での保持のしかた。下顎の保持は両手で行うほうが好ましい。第一小臼歯近辺を、人差し指と親指で OK サインをつくるようにして、弱い力で保持する。

図 3-4-9　上下顎の保持のしかた。印象時は、動かない最低限の力で保持するようにする。

（2）動かない最低限の力で保持する

アルジネート印象材が硬化するまで口腔内でどのように保持していますか？　粘膜は粘弾性に富んでいて、『押されれば変形し、時間が経つと元に戻ってくる』という性質を持っています（**図 3-4-8**）。つまり、印象材を口腔内に入れて、硬化するまでのあいだ力を加えたままだと、『変形したまま』ということになります。口腔内に入れてから硬化するまでの保持する力加減がポイントになります（**図 3-4-9**）。

理想的な力加減は、『動かない最低限の力』です。たとえるならば、口腔外でトレーにアルジネート印象材を盛り付けて、指の上に載せている程度の力でよいのです。それ以上の力は加圧していることになるので、ありのままの印象を採ることは難しくなります。印象採得後にストッパー部位のアルジネート印象材がほとんどなくなっていたら、それは圧の掛けすぎと判断できます（**図 3-4-10**）。

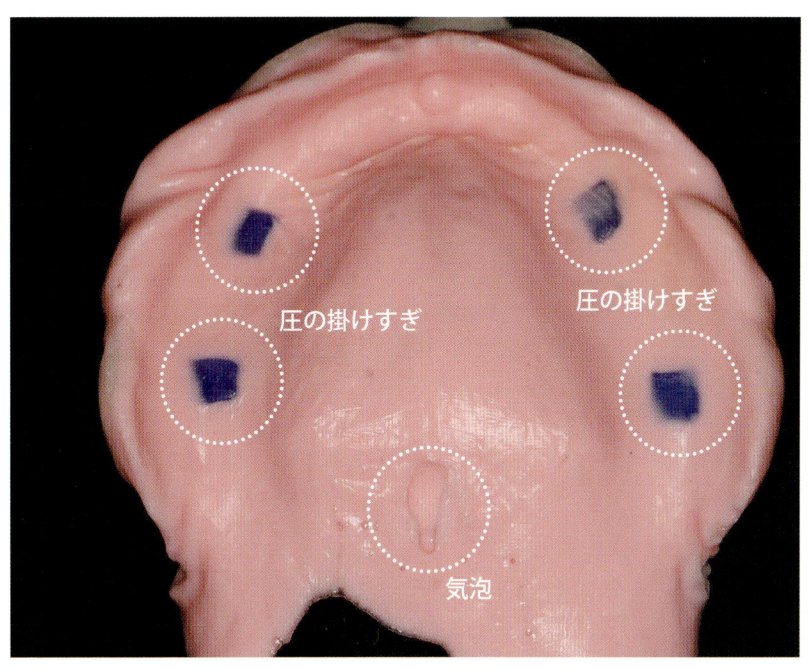

図 3-4-10 ●少し圧を掛け過ぎた印象例。気泡の存在はNGだが、気泡があっても部位によっては製作することは可能。なお、ストッパー部が抜けてしまってもリカバリーすることができる。ストッパーは変形しづらい部位に設定し、材質もソフトプレートワックス（ジーシー）のように軟らかいものにすることで、変形を最小限にすることができる。

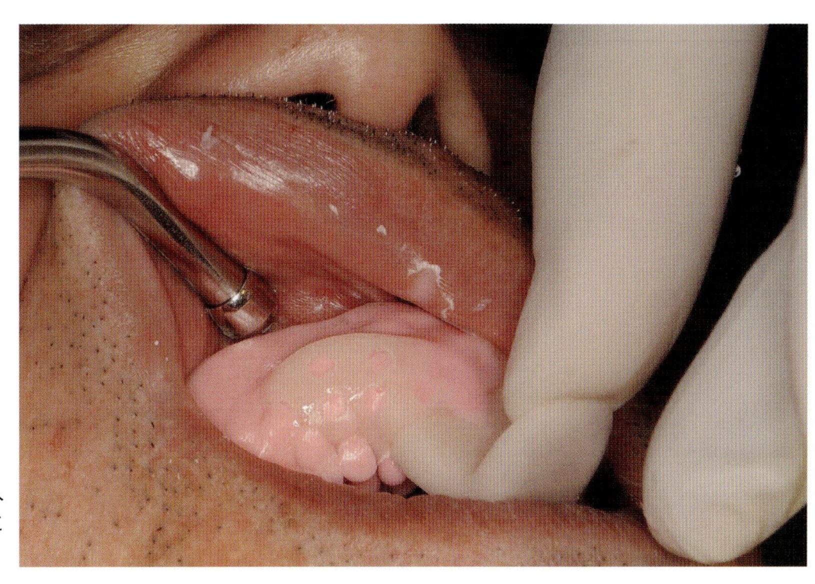

図 3-4-11 ●印象材の辺縁にエアーを入れると印象材が浮いてくるので、焦らずにゆっくりと口腔外へ導いていく。

（3）取り外し時はエアーを必ず吹き付ける

硬化後の印象材の外しかたも注意が必要です。そのままギュッと外していませんか？アルジネート印象材は外す時にも変形します。印象面と粘膜面のあいだにスリーウェーシリンジでエアーを入れ、外れているのを確認してから取り外すことで、変形を最小限に抑えることができます（**図 3-4-11**）。

こんな印象面を求めよう！　義歯製作に必要なランドマークを高い精度で印象採得できるようになる

●印象例①

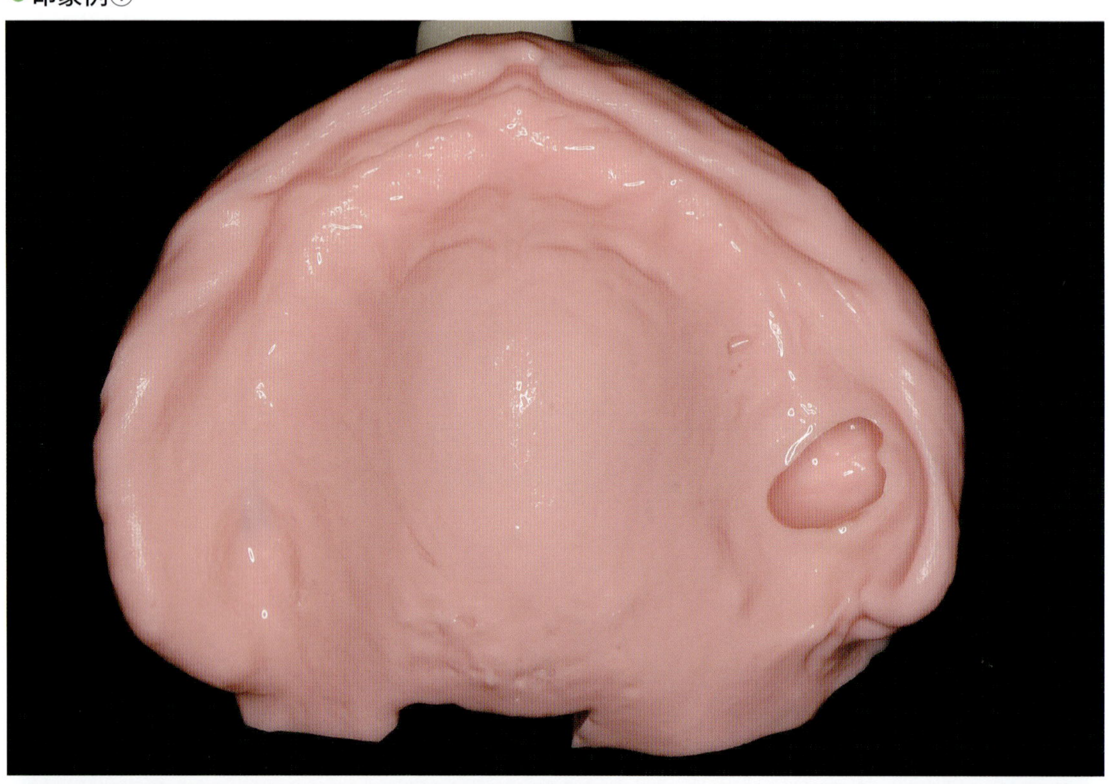

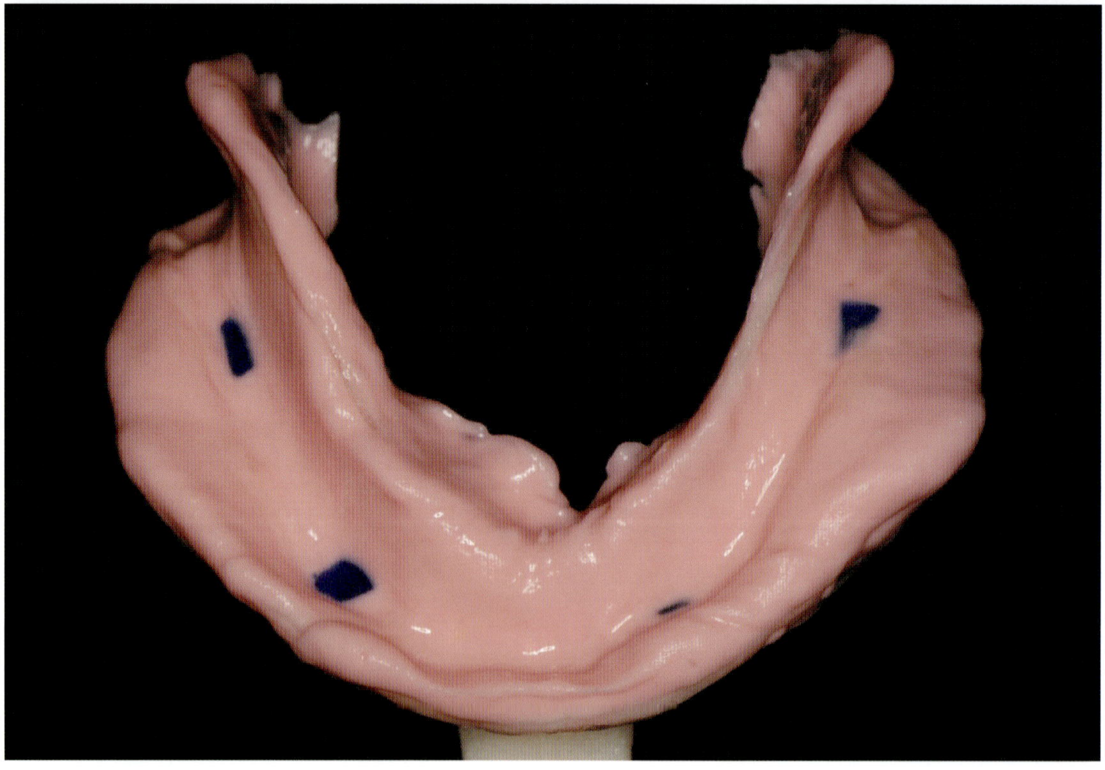

図 3-4-12 ●歯肉の模様がきれいに印象できている。印象圧が強かったり印象材が硬いとこの模様がなくなってしまう。究極の印象は、ストッパーの部分の印象材がある程度以上の厚みがあったほうがよいが、ソフトワックス（ジーシー）のように軟らかい材質を使用することで口腔粘膜の変形を最小限にすることができる。

と、「外れる」「痛い」など種々の問題が解決します。

● 印象例②

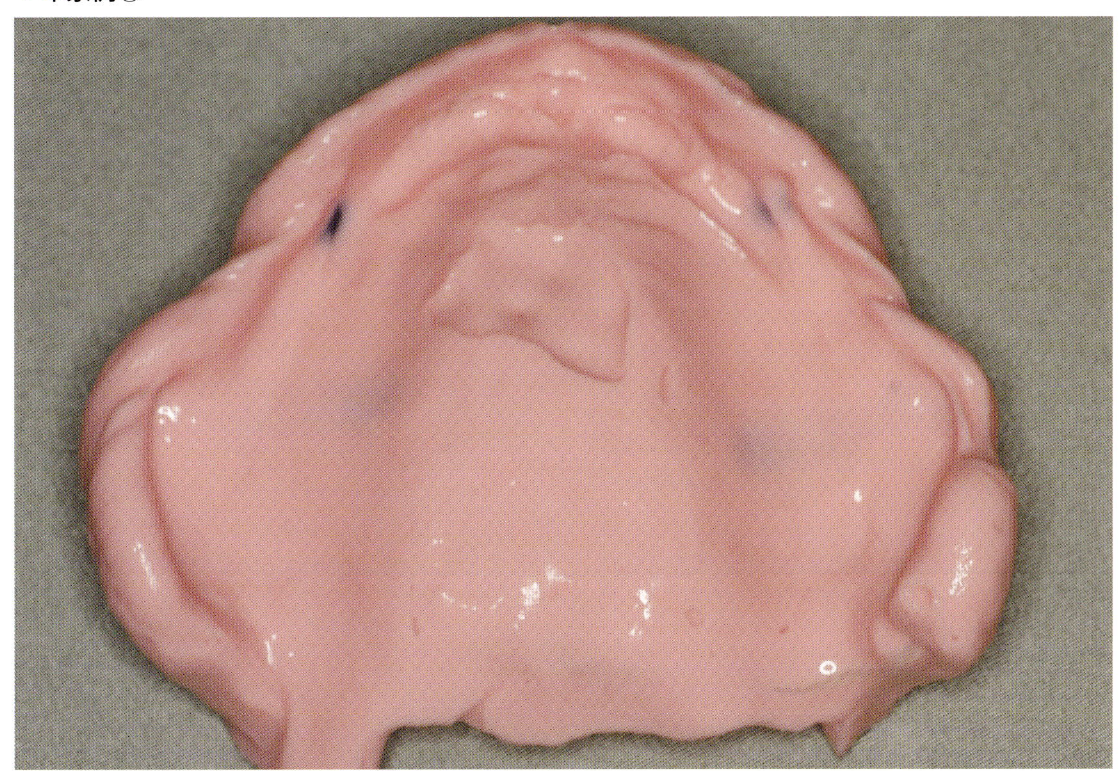

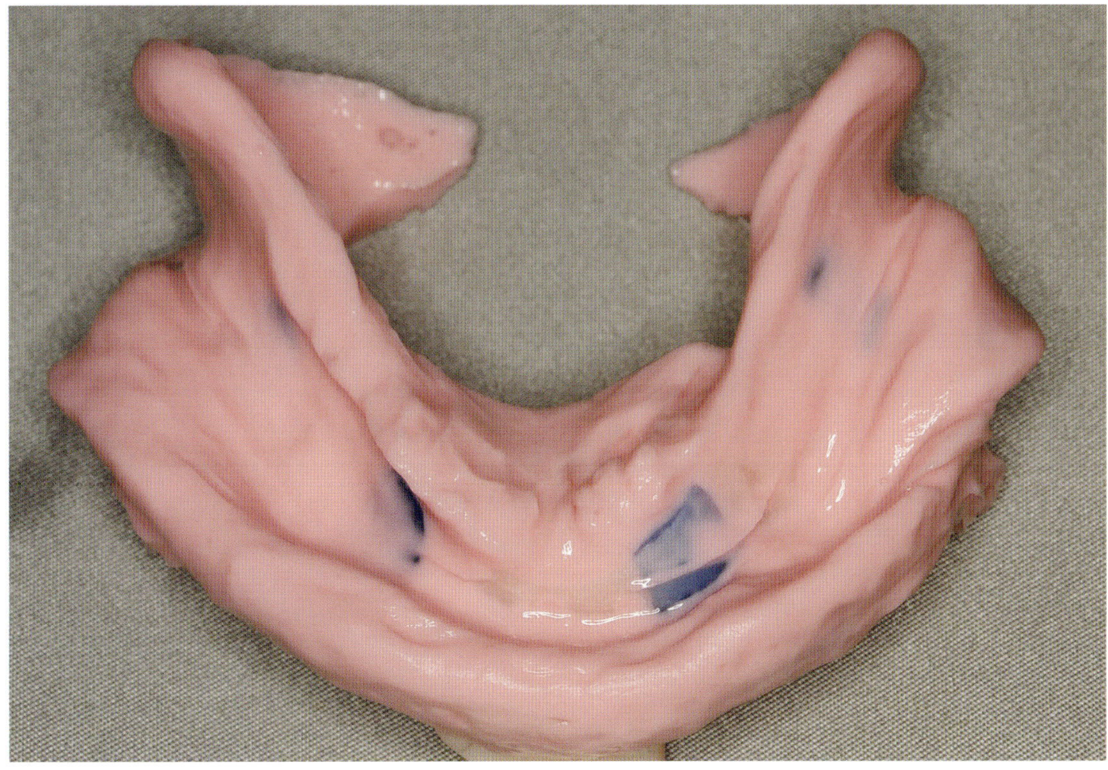

図 3-4-13 ●究極の印象は、気泡がない、ストッパーが抜けていない（印象材がなくなっていない）である。それを追い求めていくことが大事だが、日常臨床ではそうもいかない。筆者は、譲れない部位（義歯床辺縁相当部を含めた義歯製作に必要なランドマーク）以外は大目に見ることも大事と考えている。

Chapter 5

咬合採得

患者と相談して行おう

1 咬合採得の目的

咬合採得では、

- 上顎に対する三次元的な下顎の位置を把握すること
- 口腔内の空間量を把握すること

を同時に行う必要があります。

総義歯の望ましい位置は、『舌・頬粘膜・口唇などの軟組織・筋肉群・神経などが総合的に調和していて、口腔内にある空間を過不足なく人工歯と義歯床で満たしていて、関節窩と下顎頭の関係が中心位であり、咀嚼・嚥下・構音を阻害しない』場所です。理想を掲げることでその位置を目指して追求するようになります。

指標になる部位はいくつかありますので、その部位を診査しつつ、患者の顔貌によって微調整を加え、垂直的な位置関係を決定します（☞ **P. 82 図 3-5-9 参照**）。水平的な顎間関係は、静的な力学的位置から動的な下顎運動を連続的に行える位置です。その位置は、ゴシックアーチ描記を行うことで確認できます（☞ **P. 85 参照**）。

無歯顎補綴治療では、どこの位置にでも決めることができます。『バウチャー コンプリートデンチャー』[6] では「無歯顎補綴の咬合再構成」としているように、どの位置に『咬合を再構成するのか』がポイントになります。

2 問題を先送りすると解決しづらくなる

咬合採得の治療操作手順は、**図 3-5-1** に示すとおりです。流れを文章化しても、それほど難しさを感じないと思います。しかし、１つ１つを細かく見ていくと、「どこまでどうすればいいの？」と疑問を感じてしまうことも多々あるでしょう。筆者も、日々考えながら義歯製作をしています。そんな筆者から、「咬合採得が苦手だ」と言う人へのアドバイスは、ただ１つです。「**失敗したら、もう一度咬合採得すればよい**」。咬合床の適合が悪ければ、もう一度作ればよいのです。何度でもチャレンジしましょう。問題を先送りすると、その分、やり直しの手間、時間、費用が発生するだけです。

図 3-5-1 ●咬合採得の操作手順。

1	作業模型を製作する
2	咬合床（基礎床＋蝋堤）を製作する
3	上下顎咬合床を試適する
4	咬合平面を確認する
5	上顎リップサポートを確認する
6	上顎咬合床のみ装着して口唇閉鎖時の鼻下点－オトガイ間距離を確認する（平均男性 70㎜、女性 68㎜）
7	上下顎咬合床を装着して、軽く咬合させた時に上下顎咬合床がズレないかを慎重に把握する
8	上下の位置関係にエラーが少ないようなら、アルーワックスを1㎜ 程度の幅で下顎臼歯部蝋堤において咬合採得を行う
9	シリコーン系のバイト材を用いて位置がズレないように固定をする
10	マウスボリューム（口唇、頬粘膜）と口唇閉鎖線を記録する
11	人工歯を選択する
12	上下咬合床を一塊にして口腔外へ取り出す

③ 作業模型作りのポイント

作業模型づくりは、印象採得法により異なります。本書では、あくまでも『限りなく無圧で印象採得した』こととします。

皆さんは、どんな模型を製作しているでしょうか？　筆者は、歯科技工士の堤嵩詞氏が提唱し、深水皓三先生が実践している『有歯顎の口腔内を平均値化した規格模型』を使用することを推奨します。なぜなら、作業模型と咬合床をルールどおりに製作することで、チェアサイドで蝋堤を増減させた量と位置をラボサイドでも確認できるからです。

口腔内の空間を把握するのに大変役に立つので、初心者であればあるほど参考にしたほうがよいでしょう（☞ **P. 79 図 3-5-5 参照**）。

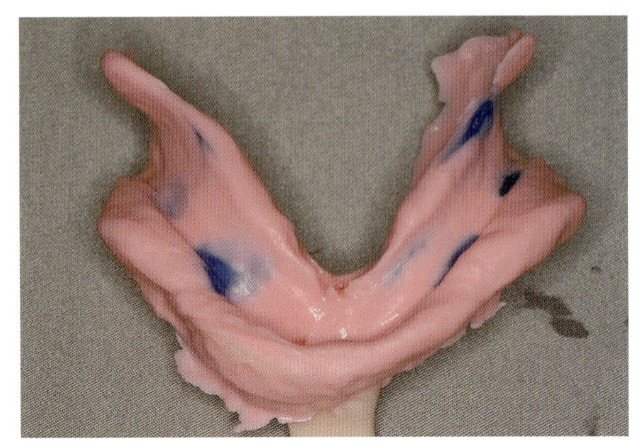

図 3-5-2 ●舌側の印象面は変形しやすいので、ボクシングをして変形を最小限にする工夫が必要。

① 変形しやすい部位を補強する

② ボクシングをする

③ 石膏の混水比を守る

④ 気泡を入れないように練和をする

⑤ 気泡を入れないように盛り付ける

⑥ 硬化するまで口腔内と同じ環境にする（湿度・温度）

図 3-5-3 ●作業模型づくりのポイント。

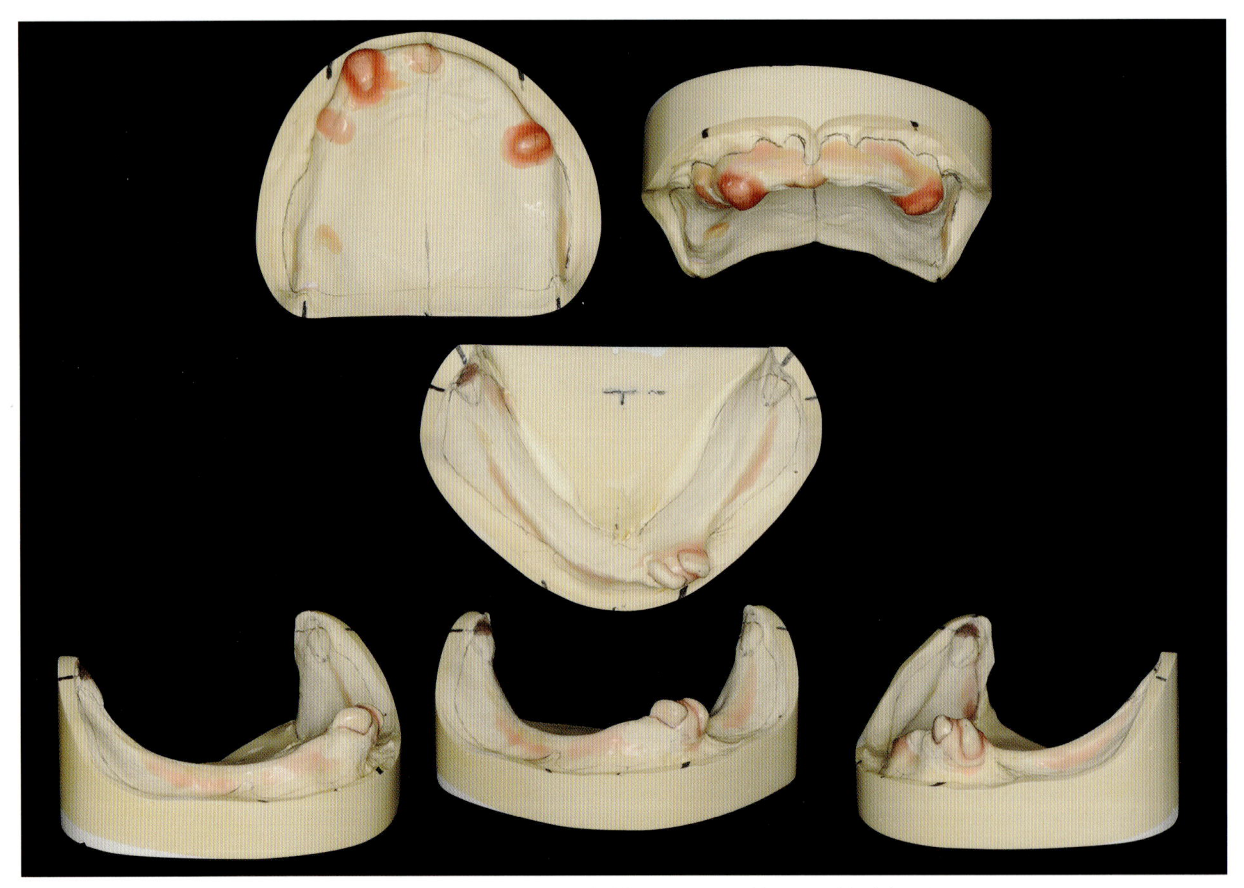

図 3-5-4 ●作業模型の段階で、どこが変形しているのかを判断しておくと、後々の調整が楽になる。

1）作業模型作りにも注意が必要

石膏の盛り付けは誰がやっていますか？　これは誰でもよいのですが、精魂込めて印象したものであれば、大事に石膏も盛り付けたいとは思いませんか？　口腔の状態によっては、アルジネート印象材が薄くなって変形しやすい時もあります（**図 3-5-2**）。**図 3-5-3** に示すいくつかのポイントをおさえて、変形を最小限に留める必要があります。

ちょっとした工夫をするだけで、模型の精度はよくなってきます（**図 3-5-4**）。

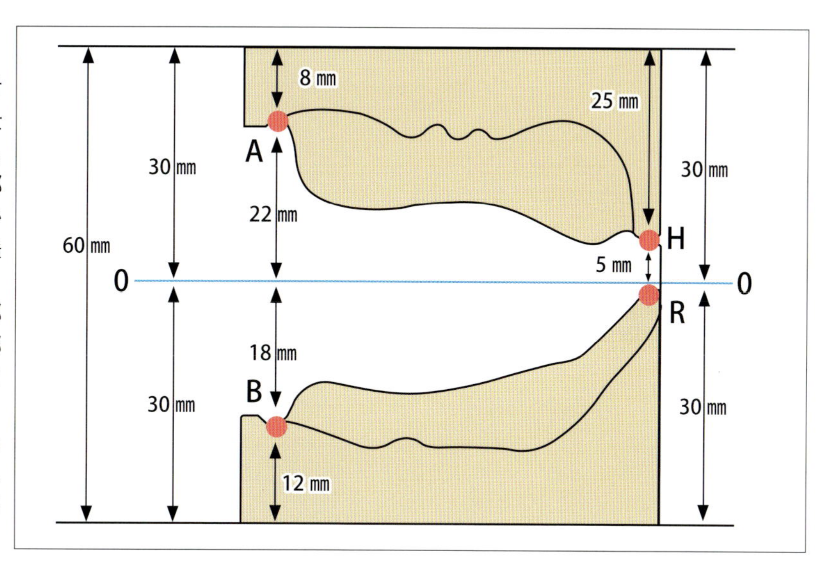

図 3-5-5 ●日本人の平均的な口腔内の寸法（参考文献1より引用改変）。模型を仕上げる時は、この寸法を参考にするとよい。
【上顎】上顎切歯相当部の口腔前庭最深部から8㎜、左右翼突下顎ヒダの最深部から25㎜を模型の基底面とし、側壁は垂直に仕上げる。
【下顎】下顎切歯相当部の口腔前庭最深部から12㎜、レトロモラーパッドの最頂部から30㎜を基底面とし、側壁は垂直に仕上げる。
上下顎の規定面間の距離を60㎜にすることで、日本人の平均的な口腔内になる。基準点がズレるだけで微妙な変化が生じるので注意が必要。

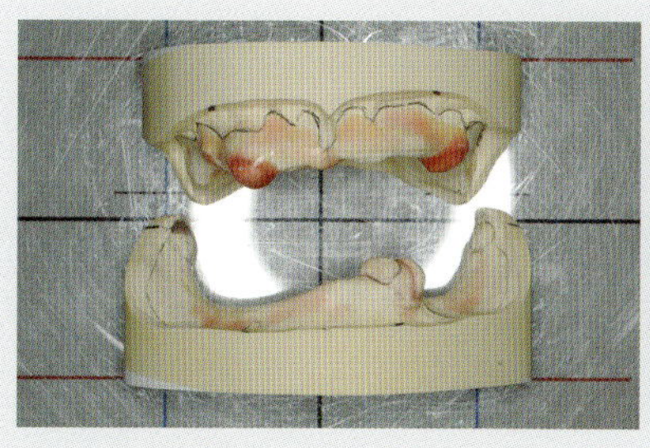
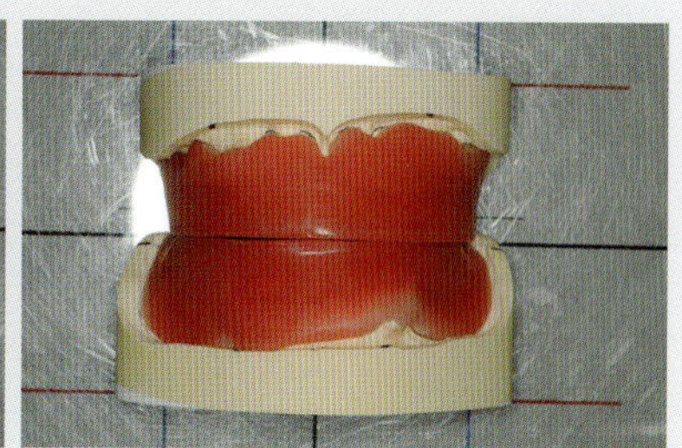

図 3-5-6 ●プラスチックサベアー（販売：LABORHAVS）による咬合床の確認。規格模型の寸法が、正中線および咬合平面と関連した基準線として透明アクリル板に3色で印刷されている。黒の縦線は正中線。黒線から左右に30㎜間隔で青線。左右の青線と模型の正中から、対称性を確認することができる。上下の赤い線の間隔は60㎜、黒の横線は赤線から30㎜の位置に引かれている。

2）作業模型の仕上げかた

模型をトリミングする際に、口腔内の空間をできるだけ再現できるように工夫をしておくことで、患者が目の前にいなくてもある程度以上の状態を想像することが可能になります。

日本人の平均的な口腔内の寸法は、**図 3-5-5** に示すとおりです。そこからどのくらい高さを増すのか減ずるのかは、歯科医師と歯科技工士で相談して決定し、患者に装着して状況を確認すればよいでしょう。これを繰り返すことで、あなたのスキルアップに繋がっていくことは間違いありません。

4 咬合床製作のポイント

上顎の平均的な咬合床は、上顎切歯相当部の口腔前庭最深部から22㎜、両側の翼突下顎ヒダから5㎜を結んだ平面で、蝋堤を馬蹄形とします（**図 3-5-6**）。馬蹄形といってもすべてが同じではなく、患者個人個人の顎堤の形態を摸倣しつつ、歯槽頂線を意識することが重要です。下顎は、下顎切歯相当部の口腔前庭最深部から18㎜、両側レトロモラーパッド上縁部を結んだ平面で、蝋堤を上顎同様に馬蹄形にします。

規格模型を製作しておくと、咬合床を製作する際の指標にもなるので、エラーを軽減することができます。

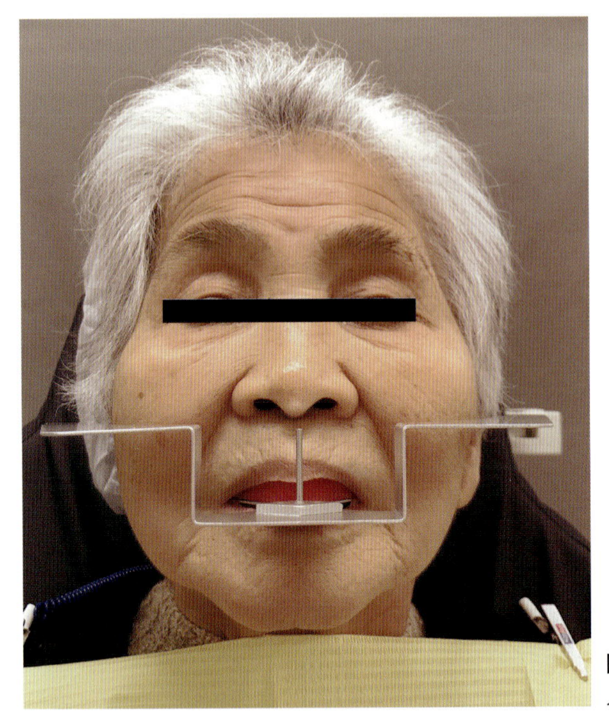

図 3-5-7 ●咬合平面板を用いてを基準平面を決めておくことで、人工歯排列時の咬合平面が設定しやすくなる。

⑤ 咬合床試適時のチェックポイント

咬合床の適合状態によって、自分の印象採得レベル、作業模型製作レベル、咬合床製作レベルを把握することができます。

① 装着して疼痛あり
② 安定性の欠如
③ 維持力不足（すぐに外れる）

これらの問題がある時は、どこに問題点が発生しているかを整理して、歯科技工士と相談する必要があります。もしかしたら印象が問題かもしれませんし、石膏の盛り付けが問題だったのかもしれません。行っている工程を１つずつ確認することで解決の糸口が見つかってきます。

⑥ 咬合平面の確認ポイント

咬合平面は、審美性を考慮して術者が設定します。筆者は、両瞳眼線や上唇下縁、鼻翼下縁と耳珠上縁を結んだ線（カンペル平面）を利用することが多いです。また、下顎は舌背の高さを考慮することもあります（**図 3-5-7**）。

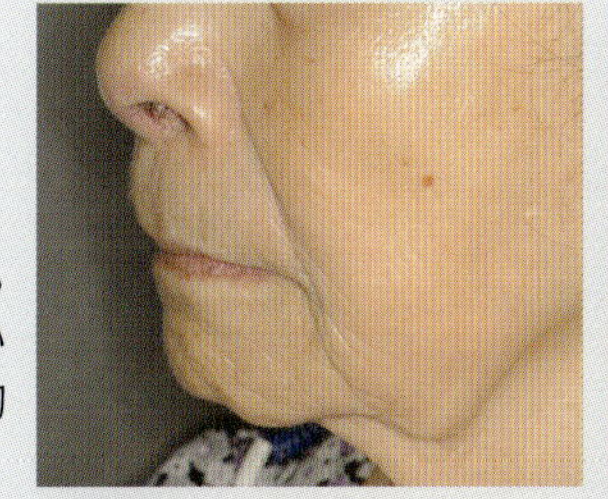
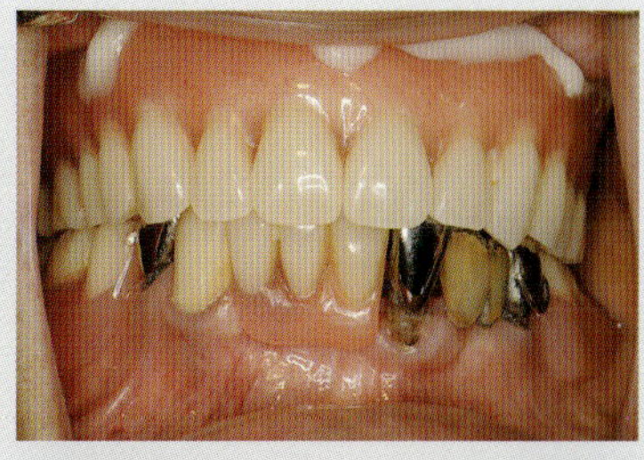

図 3-5-8a ● 85 歳の女性（写真は旧義歯装着時）。女性はどのような年齢になっても美しくなりたいという欲求が男性より強くあるため、咬合採得にも積極的に参加してくれる。鼻下点–オトガイ間距離 63mm。

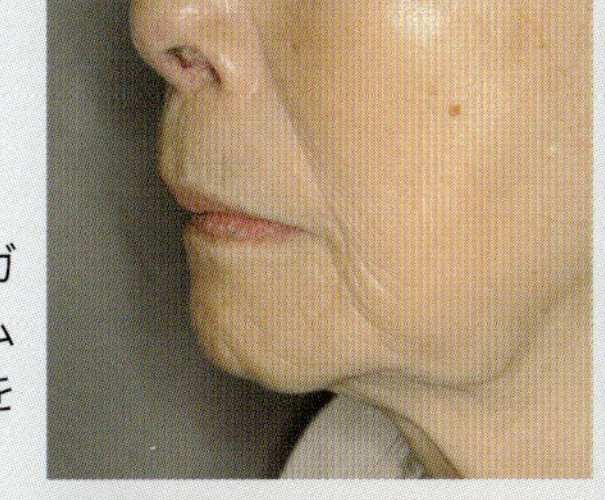
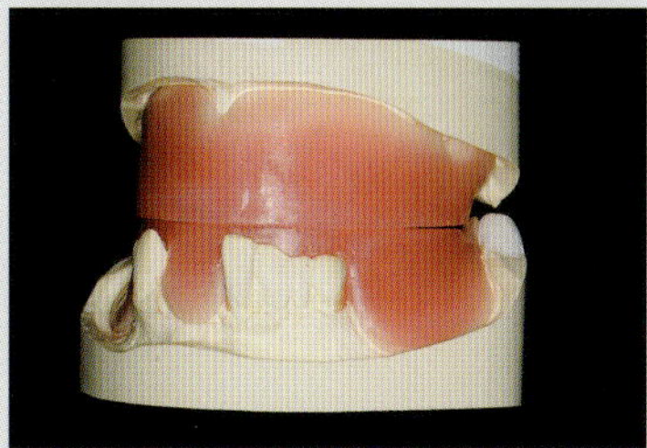
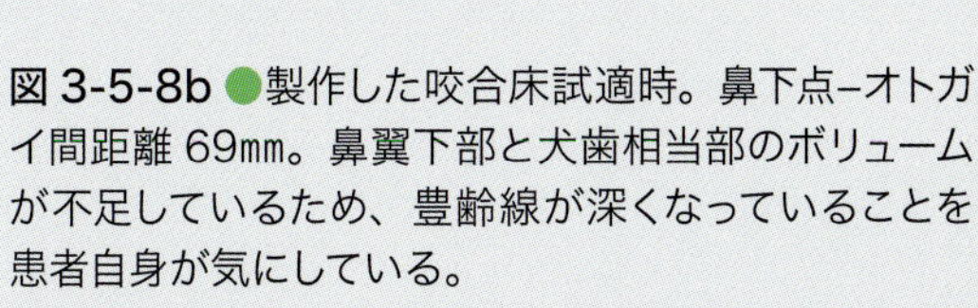

図 3-5-8b ●製作した咬合床試適時。鼻下点–オトガイ間距離 69mm。鼻翼下部と犬歯相当部のボリュームが不足しているため、豊齢線が深くなっていることを患者自身が気にしている。

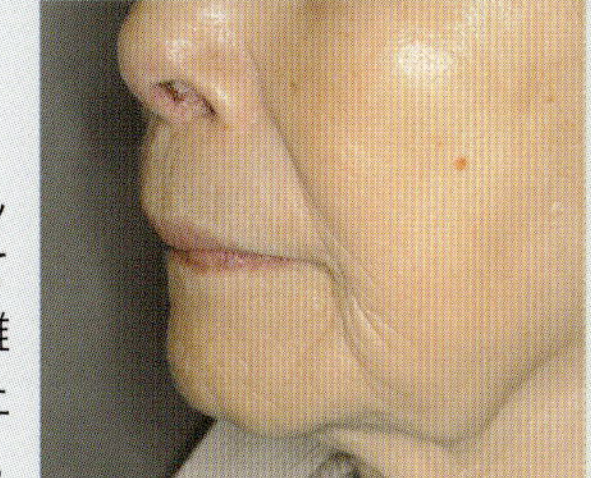
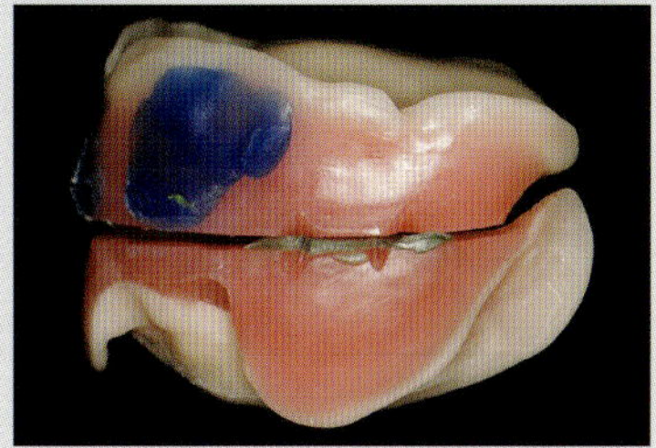
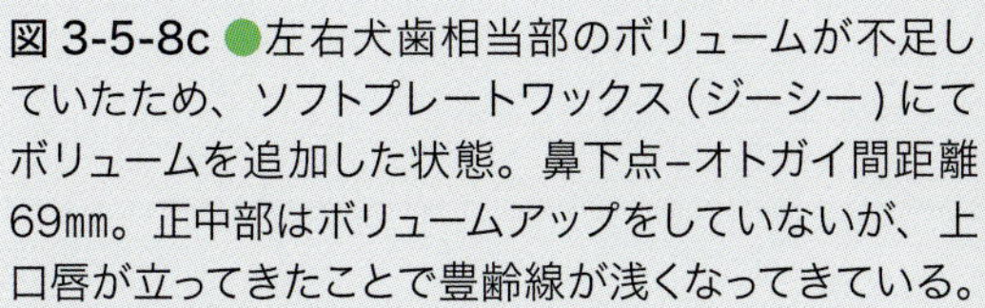

図 3-5-8c ●左右犬歯相当部のボリュームが不足していたため、ソフトプレートワックス（ジーシー）にてボリュームを追加した状態。鼻下点–オトガイ間距離 69mm。正中部はボリュームアップをしていないが、上口唇が立ってきたことで豊齢線が浅くなってきている。

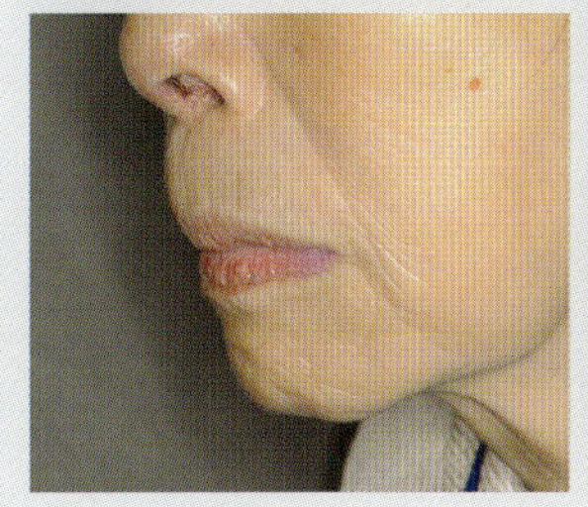
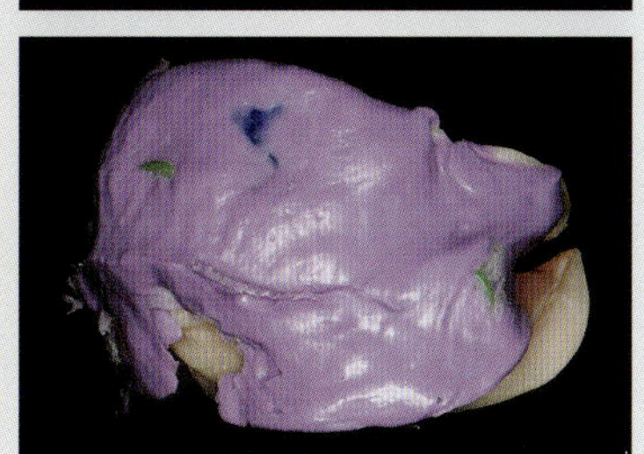

図 3-5-8d ●最終的に咬合採得をした際の口元。インジェクションタイプのシリコーン印象材で一体化させることで、咬合床のズレを防止すると同時にマウスボリュームを再現することができる。鼻下点付近の印象材が多すぎたため、人工歯を排列する際に歯科技工士に指示しておく必要があった。

図 3-5-8 ●リップサポートの模索。

⑦ リップサポートの確認ポイント

上唇のボリュームが決まることで口唇閉鎖線の精度が向上してきますし、咬合高径設定の参考にすることもできます。

上下顎無歯顎の顎堤の吸収パターンは、上顎の顎堤のほうが下顎より小さくなりやすく、歯槽頂線を重視すると上顎前歯部のリップサポートは劣になります。つまり、凹んで貧相で老けた顔貌になってしまいます。

上唇には骨の裏打ちがないので、上顎前歯部でサポートして審美性の向上を目指したほうが、患者満足度は高まります。そのためには歯槽頂線を越えて人工歯を排列する必要が生じます。前歯部だけだと支持力不足になりますが、全体の支持力と維持力のバランスで機能圧を中和することで義歯の安定を図ることが可能です。

なお、リップサポートの変化は審美性に強く影響しています。歯科医師１人で確認するのもよいですが、スタッフにも左右対称性や膨らみ・へこみ具合を確認してもらうことで、患者を含めて将来できあがる義歯を楽しみに待つことができます（**図 3-5-8**）。

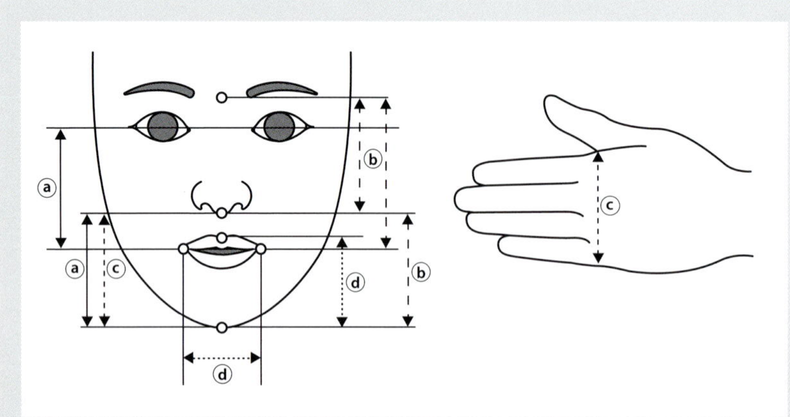

図 3-5-9a ●咬合高径の指標として、ⓐ～ⓓの長さを一致させる方法がある（参考文献1より引用改変）。
ⓐウィリス法
ⓑマックギー法
ⓒブルーノ法
ⓓブヤノフ法
筆者は坪根式バイトゲージを用いて、ウィリス法にて咬合高径を決定している（参考としてブルーノ法にて確認することもある）。

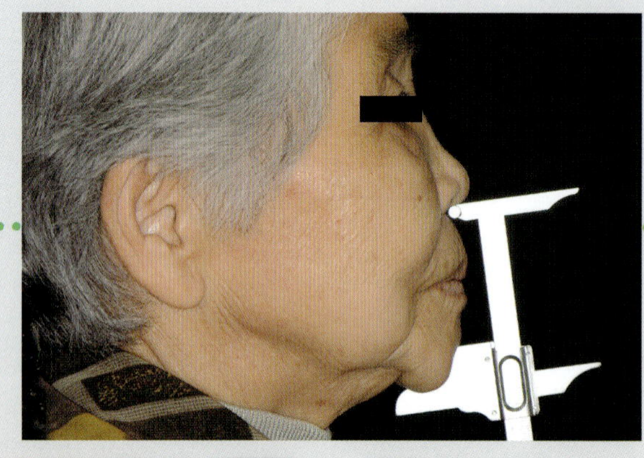

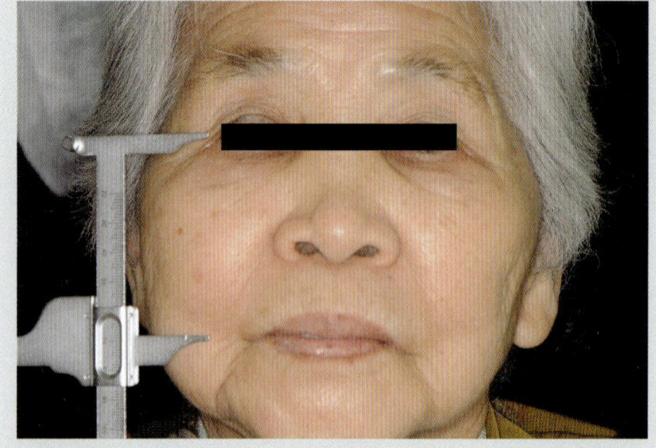

図 3-5-9b ●ウィリス法の実際。鼻下点–オトガイ間距離と、両瞳眼線と両側の口角の距離がほぼ一致していると、顔のバランスがよくみえる。

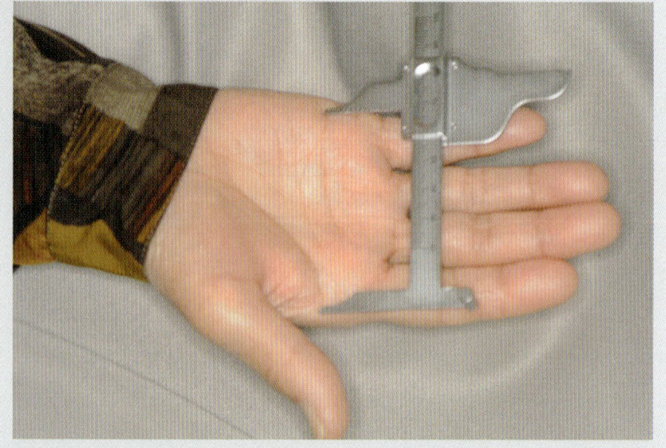

図 3-5-9c ●ブルーノ法の実際。鼻下点–オトガイ間距離と、利き腕の手のひらの距離を一致させる。誤差があるので目安にしかならないが、迷った時の参考にしている。

8 咬合高径の指標

咬合高径とは、垂直的な顎間関係のことです。この決定方法はたくさんありますが（**図 3-5-9a**）、自分でいくつも試してみて「再現性が良好だ」と感じる方法で行っても構わないと思います。筆者は、リップサポートと口唇閉鎖線、そして審美的な位置関係を重要視しつつ、ウィリス法（**図 3-5-9b**）を用いて咬合高径を決定しています（参考情報としてブルーノ法（**図 3-5-9c**）にて確認することもあります）。

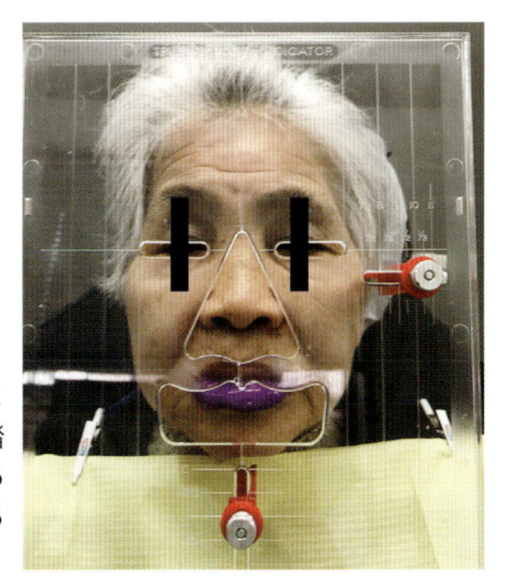

図 3-5-10 ●人工歯選択用のインジケータ（Trubyte® Tooth Indicator）を用いることで、人工歯の大きさを測定することができる。人工歯形態と同様に患者の意向を踏まえて測定するが、患者の多くが小さい歯を希望していることも理解しておく必要がある。場合によっては咬合採得時に上顎中切歯だけでも仮排列をすることで確認をすることもできる。

⑨ 水平的顎位の決定

筆者は、毎秒３～４回のスピードで 10 回程度タッピングを行い、８割方同じ位置ならば、その位置を咬頭嵌合位（総義歯における中心咬合位）として位置決めをしています。

なお、嚥下位も基準の１つに加えています。なぜなら、術者がこの位置と決定しても、嚥下という機能が行えないのであれば変更したほうがよいと考えているからです。

⑩ 人工歯選択のポイント

人工歯の選択は、どのタイミングで誰がどのように行っていますか？　歯科技工士が模型上で行っていることが多いのではないでしょうか。それでも大きな間違いは起きません。しかし、問題にはならないけれども患者満足に繋がっているでしょうか？　患者と一緒に人工歯を決めることで患者満足度が高まるという論文もあるぐらいです[7)]。つまり、咬合採得のタイミングで人工歯を選択するメリットは大きいです。スタッフの力を借りてもよいと思います。

筆者は、上顎中切歯を基準に人工歯を選択します。人工歯のサイズは、顔の幅と長さに対し、男性で 1/16、女性で 1/17 を基準にすることで適正なサイズを決めることができます（**図 3-5-10**）。モールドはメーカーにより微妙に異なりますが、Ovoid（卵円型）、Square（正方型）、Tapering（逆三角形）と混合型のなかから、術者の好みと患者の好みをあわせて選択しています（☞ **P. 84 図 3-5-11**）。こだわる時は側切歯、犬歯のすべてのサイズ、モールドを変えることでよりリアリティーを創り出すこともできますが、日本人は個性が強くなることをよしとしない人が多いので、患者と相談しながら製作しないと、術者側の自己満足で終わってしまうことがあります。

臼歯部は、上下顎第一大臼歯の排列相当部を中心に位置決めをして、下顎の犬歯遠心面とレトロモラーパッドから５㎜ 前方までに人工歯の第二大臼歯遠心面が来るようなサイズを選択します（☞ **P. 84 図 3-5-12**）。形態は頬舌的な展開角の違いによって区別していますが、筆者自身はエース陶歯、エンデュラ、ベラシア（いずれも松風）とバイオブレンド陶歯（Trubyte）を好んで使用しています。

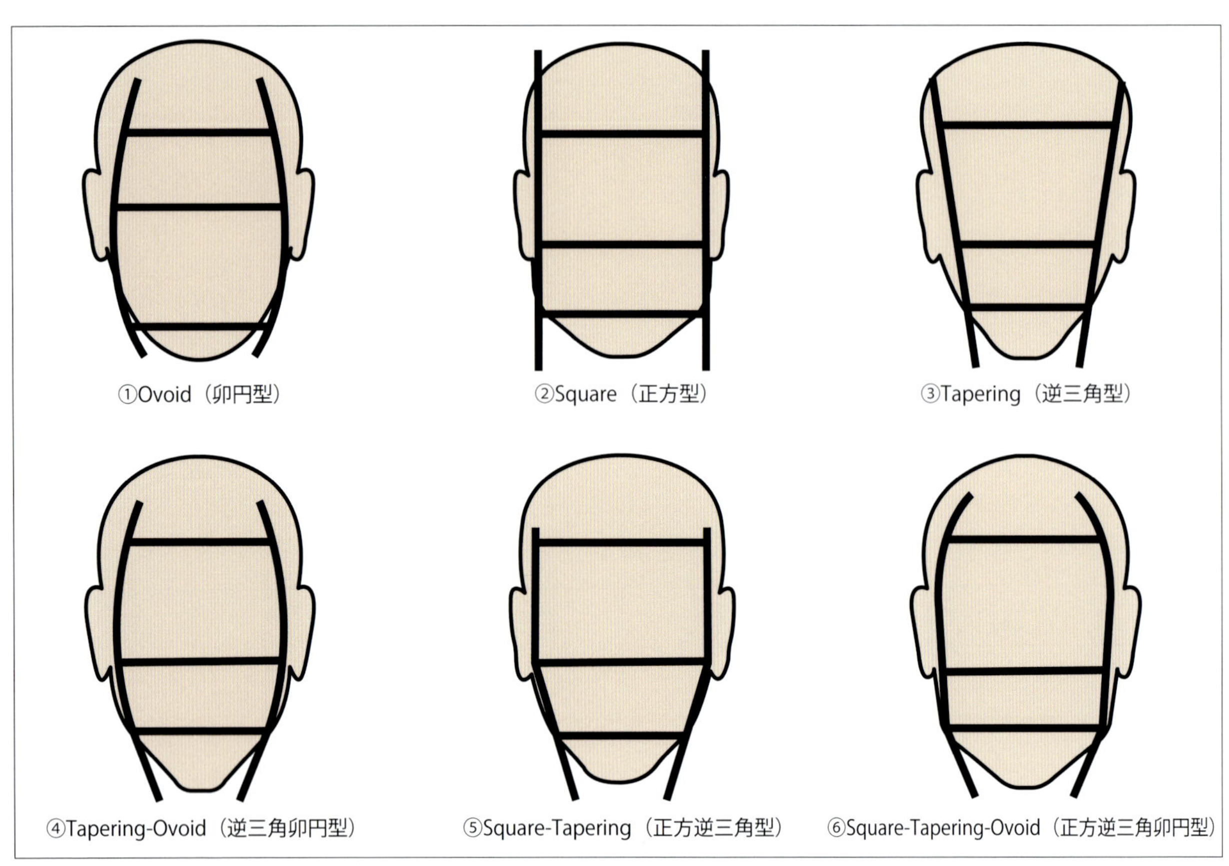

図 3-5-11 ●顔の形は、上顎中切歯の人工歯形態選択の基準にすることができる（参考文献 5 より引用改変）。この方法は、こめかみ、頬、顎の3点の距離の関係性で人工歯の形態を決定するというものである。ただし、あくまでも指標であり、患者の意向を盛り込むことで患者満足は向上する。

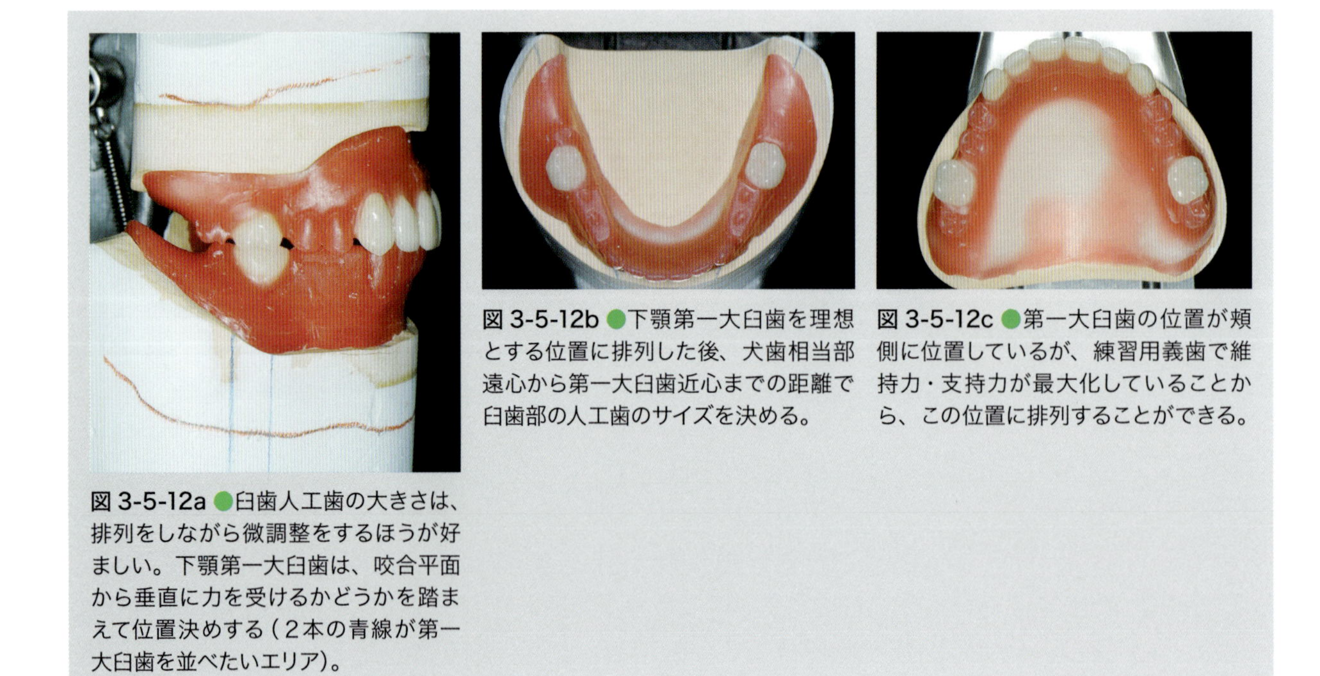

図 3-5-12a ●臼歯人工歯の大きさは、排列をしながら微調整をするほうが好ましい。下顎第一大臼歯は、咬合平面から垂直に力を受けるかどうかを踏まえて位置決めする（2本の青線が第一大臼歯を並べたいエリア）。

図 3-5-12b ●下顎第一大臼歯を理想とする位置に排列した後、犬歯相当部遠心から第一大臼歯近心までの距離で臼歯部の人工歯のサイズを決める。

図 3-5-12c ●第一大臼歯の位置が頬側に位置しているが、練習用義歯で維持力・支持力が最大化していることから、この位置に排列することができる。

図 3-5-12 ●臼歯人工歯サイズの決定。

ゴシックアーチ描記時の注意点

Gysi によって考案されたゴシックアーチは、顎位を定める際に用いることで、上下顎の水平的な位置関係と中心咬合位、習慣性咬合位の位置を決定することができます。交点（アペックス）やタッピングポイントの収束率が高く、術者による差も少なく再現性が高いため、好んで咬合採得時に用いている人もいるでしょう。筆者自身も過去数百症例に用い、咬合採得の手技の精度を確認する１つの指標としていました。

しかし、ゴシックアーチにも次の欠点があります。

- 上下顎咬合平面の平行性のズレが大きい時は、傾斜しているほう（下っている）に誘導されてしまう
- 傾斜を登る方向は、筋肉の緊張によりゴシックアーチが正確に描記されていない時もある

現在の筆者は、描記された左右の展開角や長さ、描記されている線の彎曲具合や直線具合を見つつ、左右の顎関節の動きかたを診断する時に用いることが多いです（**図 3-5-13**）。

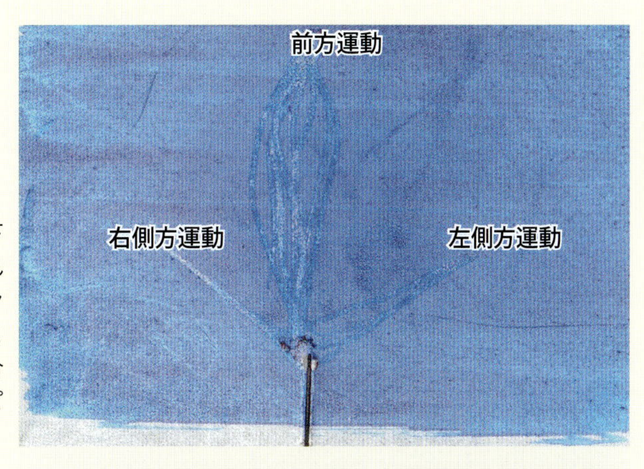

図 3-5-13a ●（上顎に描記板、下顎に描記針をおいて描写）それぞれの運動時の交点とタッピングポイントが右側かつ前方にズレている。このような場合、どちらの位置で咬合採得するか悩ましい。筆者はタッピングポイントで位置決めをした。

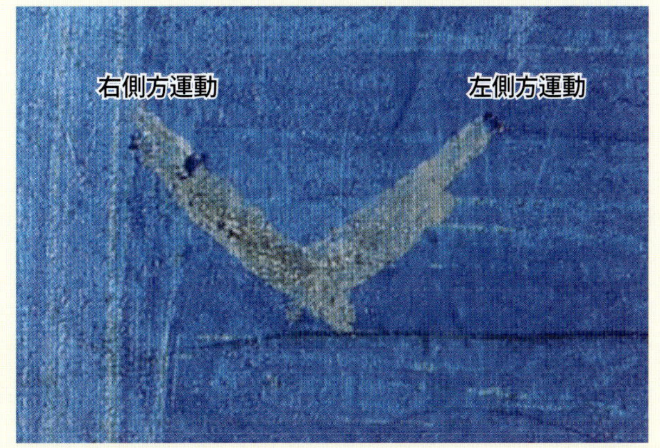

図 3-5-13b ●（上顎に描記板、下顎に描記針をおいて描写）前後運動ができない状態。この患者は骨格的な下顎前突のため前後運動ができなかったと診断した。

Chapter 6 人工歯排列
ポイントは力点の向かう方向にあり

1 まだまだ後戻りが何度でもできる人工歯排列試適

人工歯排列試適では、

- 人工歯の形態・大きさ・色
- 人工歯の正中と顔との見た目のバランス
- リップサポートの雰囲気
- 咬合高径が適切かどうか

が一般的に重視されていますが、筆者はこれに加えて、「力点がどの方向に向いているのか？」を評価するようにしています。平坦でない顎堤を通して、人体の体幹軸に力が収束する方向へ排列する必要があります（**図 3-6-1**）。

義歯製作ステップとして、このステップを過ぎてしまうと後戻りができなくなることから、気になることはすべて修正する必要があります。裏を返せば、このステップまではいくらでも修正できるということです。

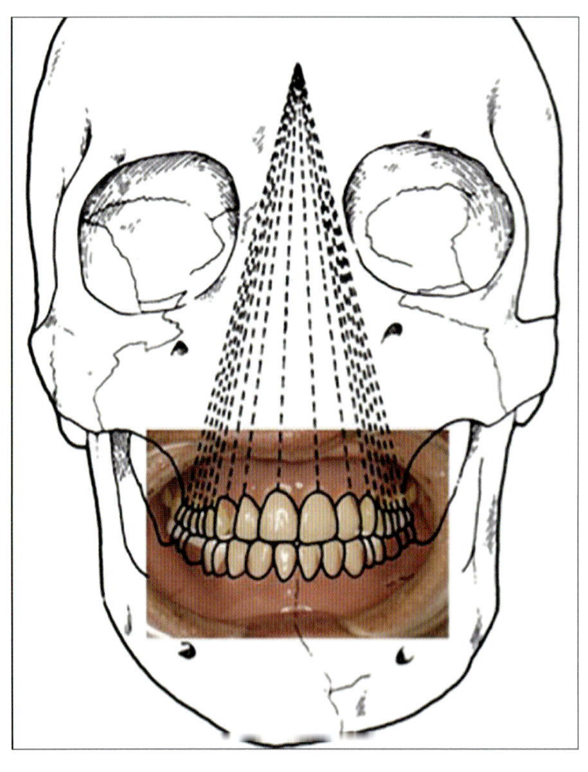

図 3-6-1 ●上顎の機能咬頭が前頭部（鶏冠）に集束するように排列することで、全身のバランスを含めた排列にすることができる（深水皓二先生のスライドより許可を得て引用）。

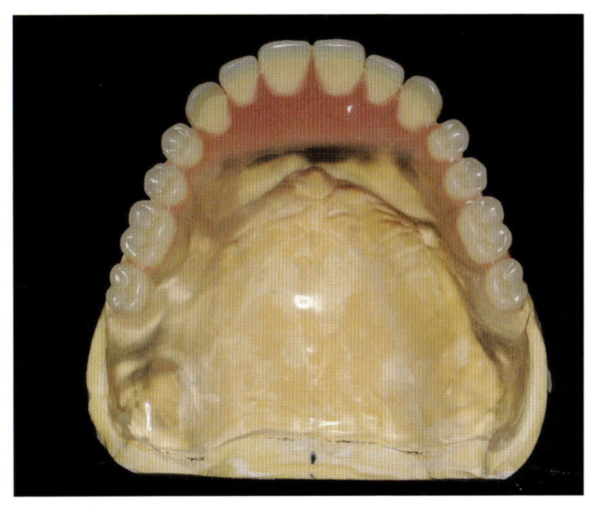

図 3-6-2 ●上顎の歯槽頂より基準以上に排列しないと審美的なリップサポートを得ることができない例。

② デンチャースペースとニュートラルゾーン

デンチャースペースとは、『天然歯の喪失によって口腔内に生じた上下顎の顎堤間の空間。上部は硬口蓋、軟口蓋、下部は顎堤、口腔底、内部は舌、外側部は口唇および頬部の筋によって取り囲まれている』（歯科補綴学専門用語集／ 2001 年）と定義されていて、欠損部の静的な空間を示しています。

一方、ニュートラルゾーンは『無歯顎の口腔内において、口腔の諸機能時に頬・唇による内方への圧と舌による外方への圧によって全部床義歯に加わる加重が均衡化されると想定される領域』（同）と定義されていて、機能時に義歯が内外圧から均衡が保てる位置といえます。そして、『デンチャースペースのなかにニュートラルゾーンと呼ばれる領域が存在する』と Beresin & Schiesser は述べています[8)]。

審美的なことを重要視すればするほど、ニュートラルゾーンから人工歯をはみ出させる必要が生じます。現在の日本では、『天然歯をできるだけ残そう』という歯科医療を推奨しているため、多くの場合で器質的欠損が大きくなり、義歯の形態にとって貧弱な顎堤になっているケースが増えてきています。そのため、維持力と支持力に着目して審美的にも回復できる義歯製作を心掛ける必要性が高まってきていると感じています（**図 3-6-2**）。

③ 人工歯排列位置の目安

口腔内と義歯の理想的な関係は、天然歯が植立していた位置と人工歯の排列位置を一致させることです。

総義歯治療の成功への秘訣として、**Part 2（P. 21）**にて『維持力・支持力・筋平衡・咬合平衡』を取り上げていますが、これを簡単にいうと『総義歯が諸々の力からバランスよく安定していて、口腔内にとどまり続けることができるようにすること』です。筆者は「○○法」などに固執しすぎないで、柔軟にいろいろな方法を取り入れないと、日本人の顎堤状況と食文化に対応できないと思っています。

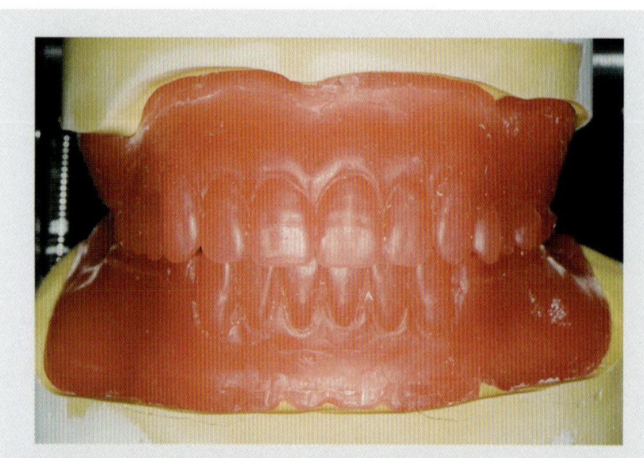

図 3-6-3a ●この症例は、練習用義歯を使用して最終義歯を製作しているため、練習用義歯をワックスリムにして排列の参考にしている。

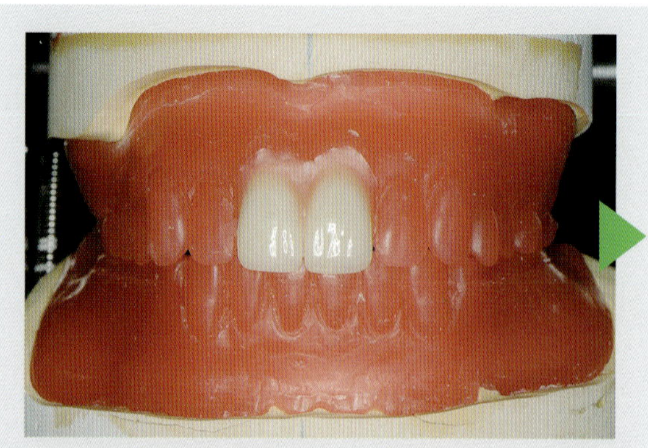

図 3-6-3b ●患者の顔貌を左右することから、正中を意識した排列を行う。左右どちら側からでも排列してかまわない。

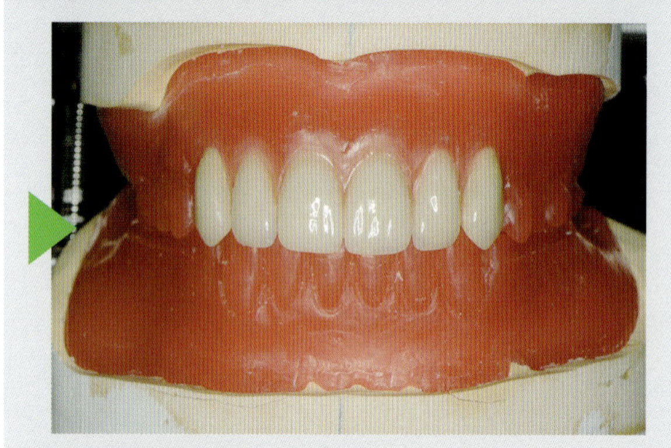

図 3-6-3c ●上顎 6 前歯を排列した状態。コンタクトを強めに排列すると重合操作などによって人工歯にクラックが入る時があることから、注意する必要がある。

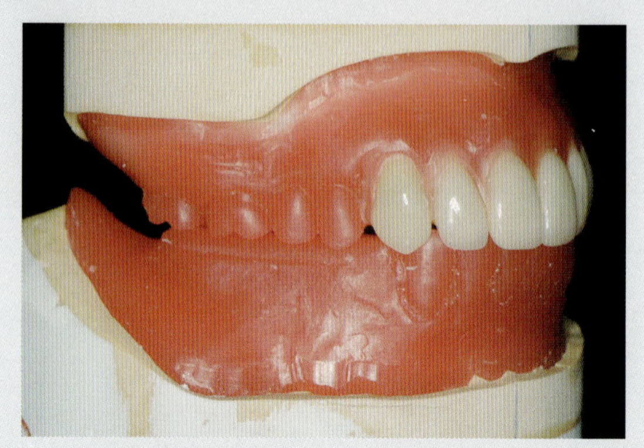

図 3-6-3d ●前歯部は中切歯と犬歯でキャラクタライズして、側切歯でバランスを整える。

図 3-6-3 ●前歯部排列の目安（技工は MIZUKAMI の水上泰宏氏とアクアデンタルラボの中村欣央氏による）。

1）前歯部の目安

前歯部は、正中線とマウスボリューム、そして切端の位置（上唇からの距離）から、ある程度以上は決まってしまいます（**図 3-6-3a、b**）。側切歯は中切歯の位置に依存してしまい、犬歯は個性をどのように表現するかで患者の顔貌を左右していきます（**図 3-6-3c、d**）。

2）臼歯部の目安

臼歯部は、顎堤の前後的かつ左右的な形態と、上下の顎堤の状態、そして咬合平面によって考えなくてはなりません。バリエーションは無限に存在するので、同じ模型、同じ咬合状態であっても、製作者が異なることで別ものになることがしばしばあります[9]。

基本原則は、

- 人工歯を排列する顎堤に対し、垂直方向に力のベクトルが向くように工夫すること（**図 3-6-4**）
- 舌のスペースを確保すること（**図 3-6-5**）

です。

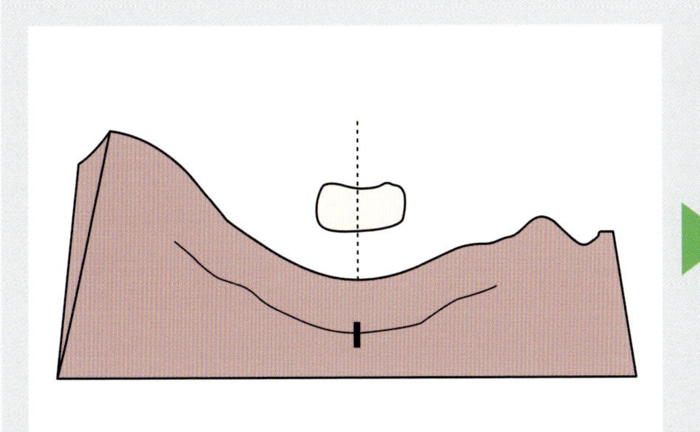

図 3-6-4a ●まず、下顎第一大臼歯あるいは第二小臼歯を排列する位置を最優先に考える。

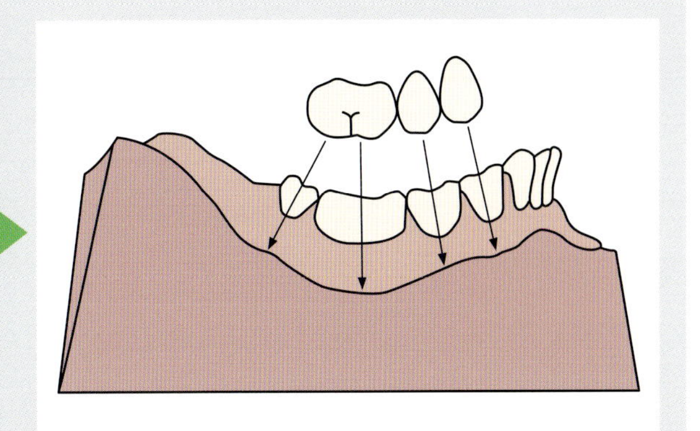

図 3-6-4b ●下顎第一大臼歯の位置を考慮しつつ、顎堤に垂直的に力が加わるように咬合彎曲を考える。

これを踏まえて……

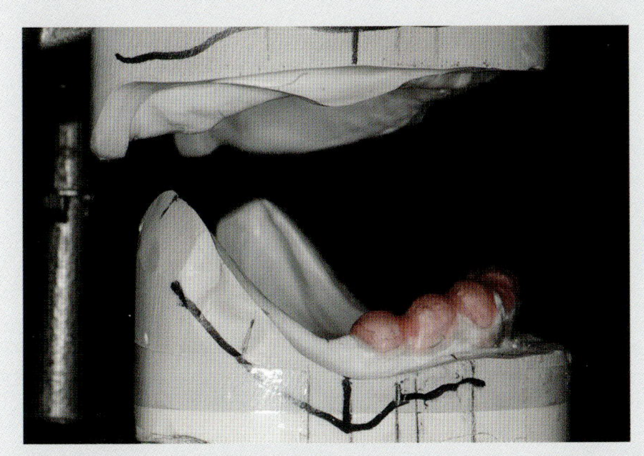

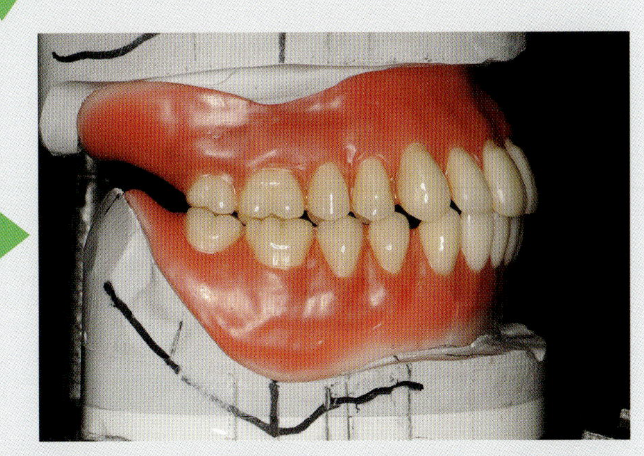

図 3-6-4c、d ●黒線は顎堤の凹凸状態を示し、縦線は第一大臼歯を配列したい位置を示す。下顎前歯部に根面板があるので咬合負担を十分にできると判断し、咬合彎曲を弱めにして排列した。

図 3-6-4 ●人工歯の排列は、顎堤に対して垂直方向に力のベクトルが向くように工夫する。

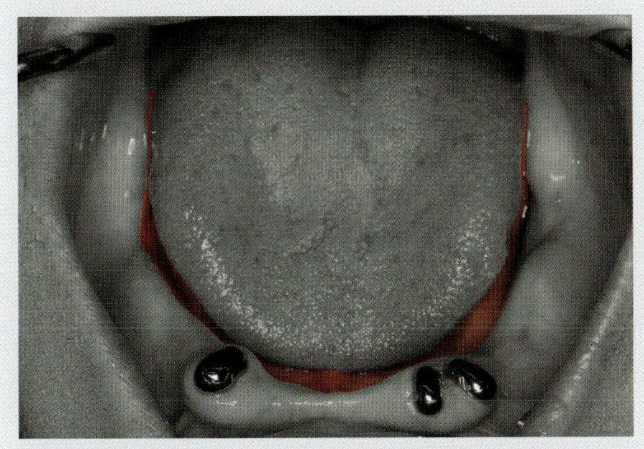

図 3-6-5a ●義歯を装着していない状態のリラックスしている舌の位置。

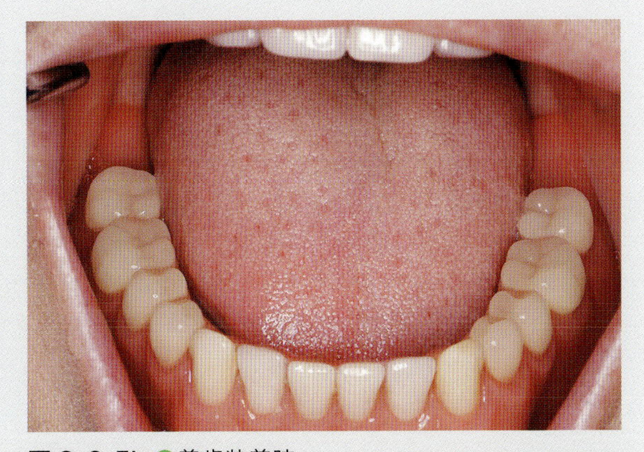

図 3-6-5b ●義歯装着時。

図 3-6-5 ●義歯を装着しても舌の異常反射が起きないように、人工歯の排列と歯肉形成する。

Chapter 7

完成

完成義歯があっていない時の対処法

大半の歯科医院では、義歯を試適してから完成までの歯科技工操作を歯科技工士に頼んでいると思います[*13]。いろいろな方法で最終的な加工をしているとは思いますが、どれだけ寸法変化を抑えて精度を高める工夫をして最終仕上げをしているかが重要になります(**図3-7-1**)。この工程で手抜きをすると「今までのすべてがおじゃんになる」といっても過言ではありません。ここでは完成義歯があっていない時の対処法をご紹介します。

① 咬合調整は咬合器に付着して口腔外で行う

完成義歯の調整は、口腔内で調整するか、口腔外で調整するかのどちらかになります。

口腔内での調整は、患者の「高い・低い」という声に左右され、自分が咬合採得した位置からズレた位置に調整してしまうおそれがあることから、筆者は「あっていない完成義歯」にて咬合採得を再度行い、口腔外で調整するようにしています（☞ **P. 93 図3-8-3 参照**）。

微調整であれば、口腔内で咬合紙を使用して接触部位を削合すればよいと思います。

② 同じことが起きないようにディスカッションする

完成義歯があっていない原因として考えられることは、レジンが寸法変化している場合と、咬合の最終チェックがなされておらず咬合状態が試適時と異なっている場合です。

これらが疑われる場合は、歯科技工士に以下の３点について確認します。

①十分な重合が得られる最低限の温度で時間を掛けているか（長時間低温重合）

②重合後、室温になるまで重合槽中で自然放冷しているか

③リマウントをしているか

レジンの寸法変化は、①と②を改善するだけでも随分改善できるはずです[*14]。

なお、取引をしている歯科技工士が重合後のリマウントと咬合調整をしていなかったとしたら、その責任はすべて歯科医師にあります。今まで気づかなかったのは、他でもない自分ですからね。今さら歯科技工士にお叱りの電話をするのではなく、今後はこの工程をして仕上げてもらえるように、技工料金も含めて相談をしてください。

＊13　歯科技工士の水上泰宏氏と中村欣央氏には、筆者の細かい要望に応えてもらいつつ、毎度期待を上回る技工をして頂いています。

＊14　義歯床用レジンの塡入方法には、大気圧流し込み、加圧流し込み、および加圧塡入があります。また重合方法には、常温重合と加熱重合があります。重合時に加圧するかどうか、これらをどのように組みあわせるのかによって、コストも精度も異なってきます。細かい領域になってきますが、埋没する際の石膏の種類や重合温度によっても精度は異なります。

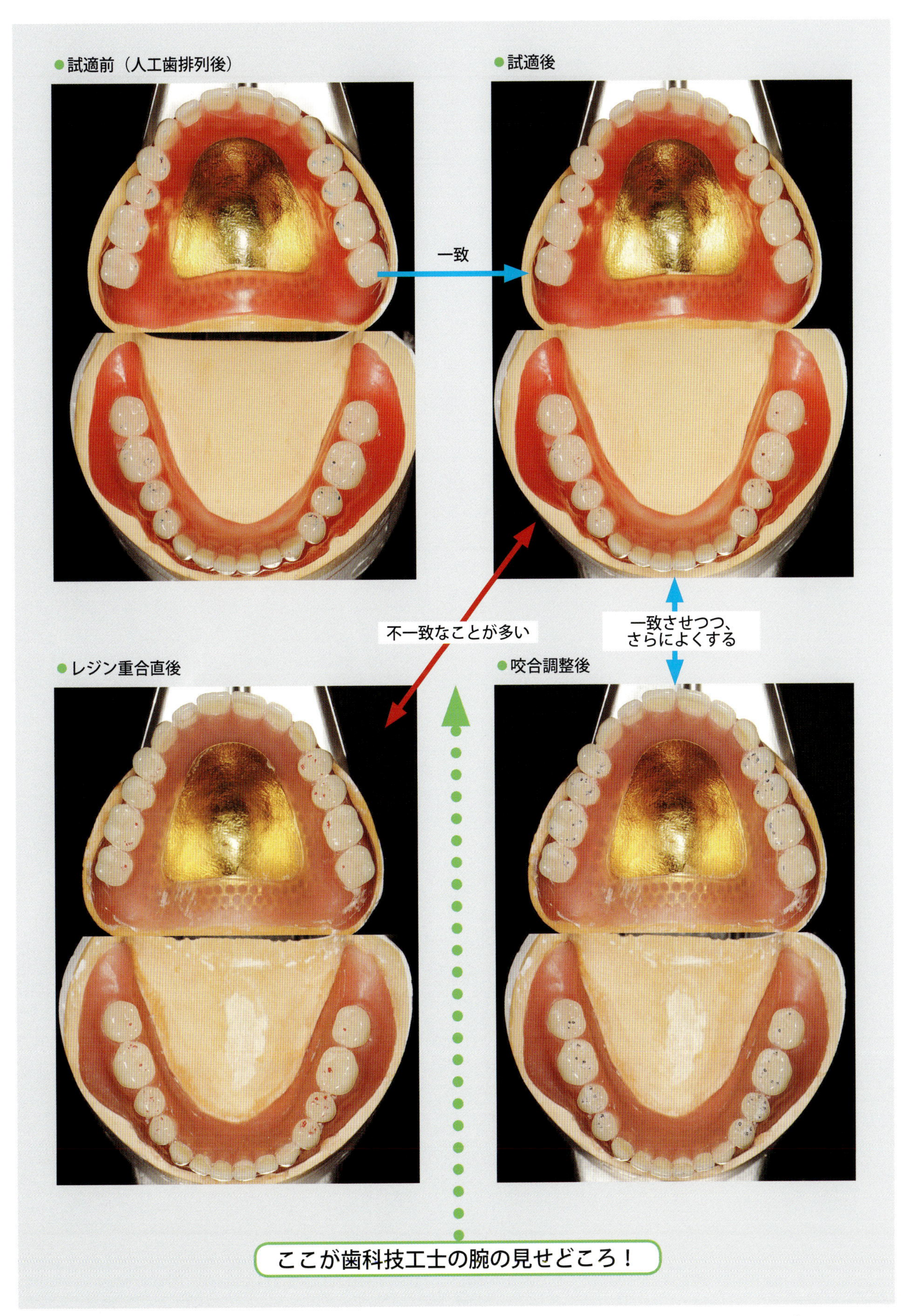

図 3-7-1 ●試適後、咬合接触点が弱めで数が少なかったため、重合前に微調整を加えている。床用材料として使用しているレジンは必ず変形しているので、必ずチェックをして微調整する必要がある。

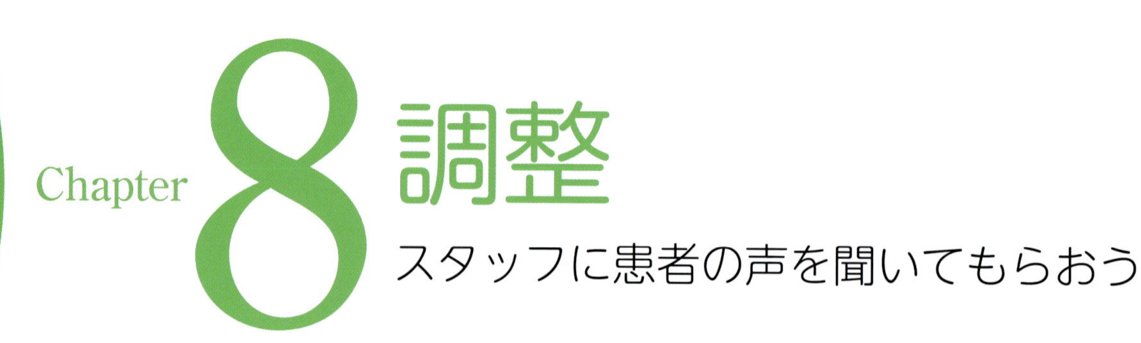

Chapter 8 調整

スタッフに患者の声を聞いてもらおう

1 スタッフのほうが患者の本音を聞き出せる

義歯調整のコツは、患者の声をひたすらよく聞くことです。この時、術者が直接聞くと患者は本当のことをオブラートに包むように表現することが多いようです。痛いけどガマンしていたり、「それほどでもないんだけどね～」というような表現をしていることが多いと感じています。しかし、スタッフたちにはこっそりと、痛かったこと、つらかったこと、口腔内に入れていられなかったことなど、本音を言ってくれます。そのことをスタッフから伝言として聞いて、解決へと導くこと（**図 3-8-1**）を繰り返すと、患者はスタッフになんでも伝えてくれるようになります。雑な言いかたかもしれませんが、歯科医師が聞いても患者の本音が得られないならば、スタッフに任せて自分は他のアポイントをこなしたほうがいいです。そのほうが経営的にも有利ですよね。

スタッフも何度も繰り返して術者とやり取りすることで、こちらが知りたい情報をあらかじめ確認できるようにもなります（**図 3-8-2**）。

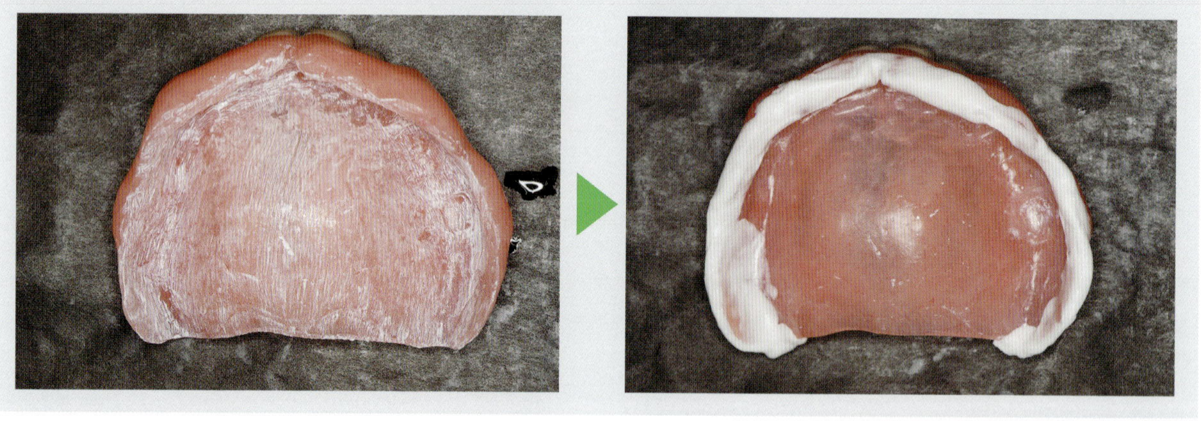

図 3-8-1 ●新製した義歯は、プレッシャー・インジケーター・ペースト（プローデント）を使用して義歯床下粘膜面の適合状態を確認してから（**左**）、ディスクロージングワックス（kerr）を使用して義歯床辺縁の状態を確認する（**右**）という流れで行うと、患者自身の疼痛が早期に消失し、チェアタイムも少なくてすむ。

- 前回の治療後からの変化
- 食事はどんなものを食べられたか
- 食事が溜まるような場所はないか
- 痛い場所はなかったか
- 不満に感じていることはないか
- 先生に言えないようなことはないか

図 3-8-2 ●スタッフを通じて、患者から収集したい情報。

② 調整のポイント

調整方法は、削るか盛り足すかのどちらかになると思います（**図 3-8-3**）。ポイントは義歯が変な動きをしないかどうかです。その動きを最小にすることができたら、ほとんどの痛みはなくなっているはずです（☞ **P. 46 参照**）。

シチュエーション①　上顎支持咬頭の接触・作業側の咬頭干渉の調整

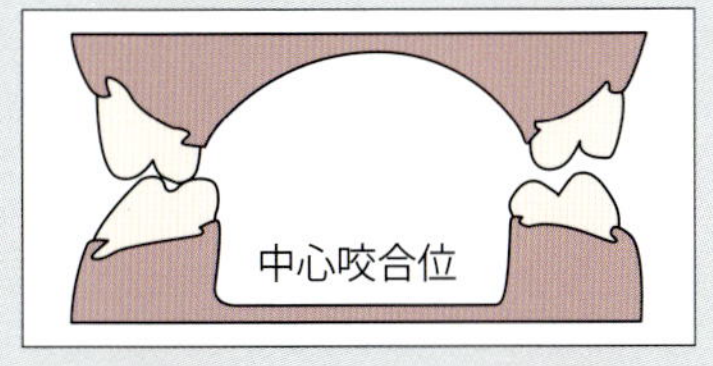

ⓐ中心咬合位で左側上顎支持咬頭が接触している。

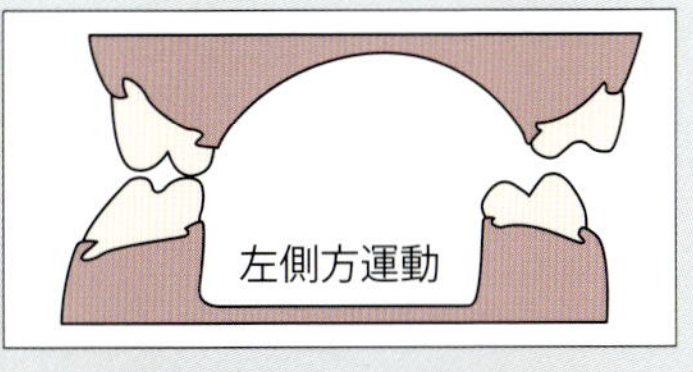

ⓑ左側方運動時の作業側に咬頭干渉があり、平衡側は干渉しない。

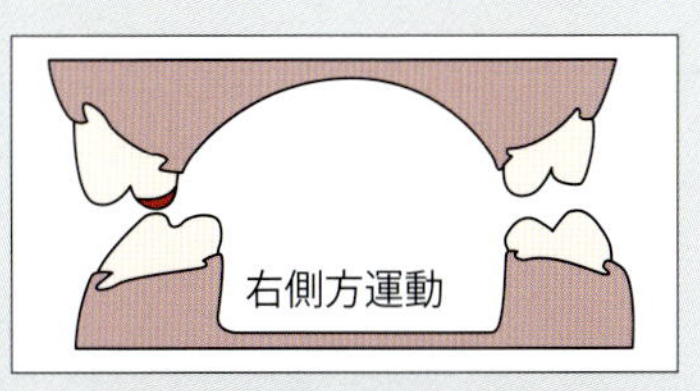

ⓒ右側方運動時の作業側に干渉はなく、平衡側はⓐの支持咬頭が干渉する。

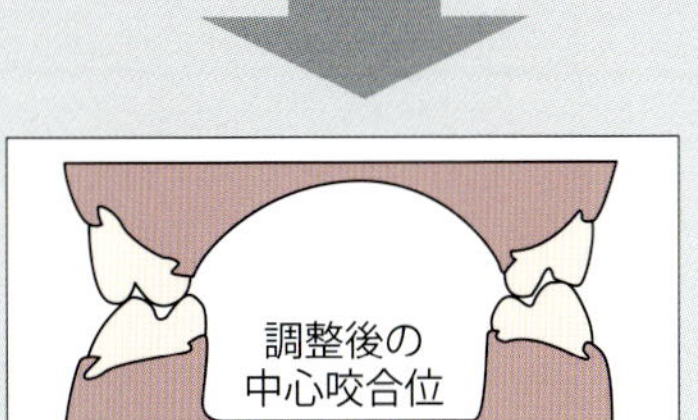

【調整場所】
上顎支持咬頭を調整する。

L　R

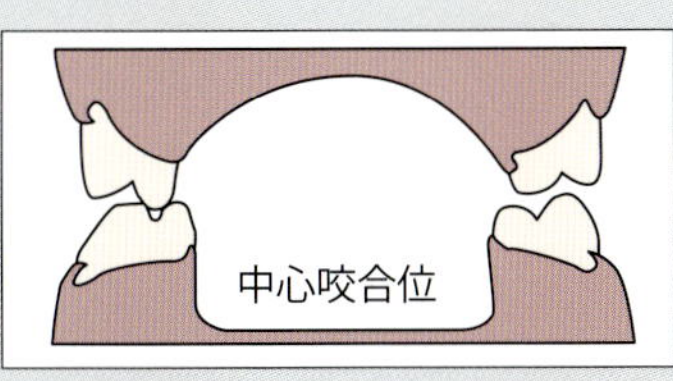

ⓐ中心咬合位で左側上顎支持咬頭が接触している。

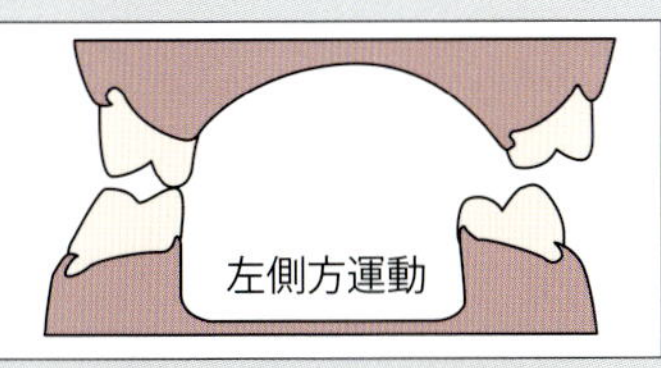

ⓑ左側方運動時の作業側に咬頭干渉があり、平衡側は干渉しない。

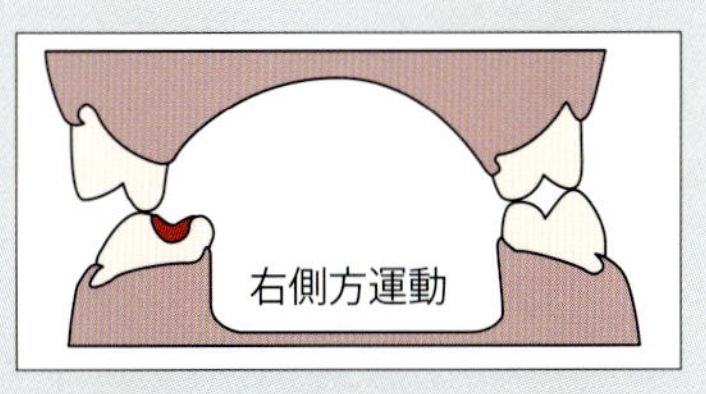

ⓒ右側方運動時の作業側に干渉があり、平衡側はⓐの支持咬頭が干渉する。

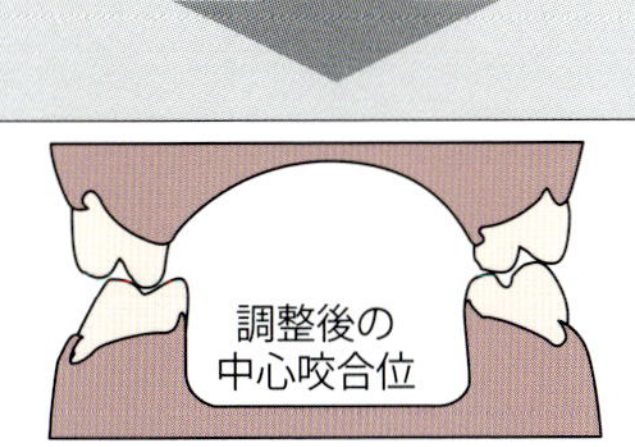
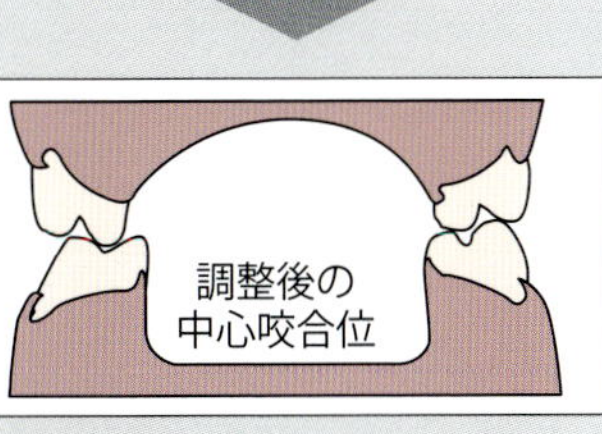

【調整場所】
下顎の裂溝を調整する。

L　R

図 3-8-3a ●新製義歯の調整①「上顎支持咬頭の接触があり、作業側の咬頭干渉がある場合」の中心位に、中心咬合位を一致させる。

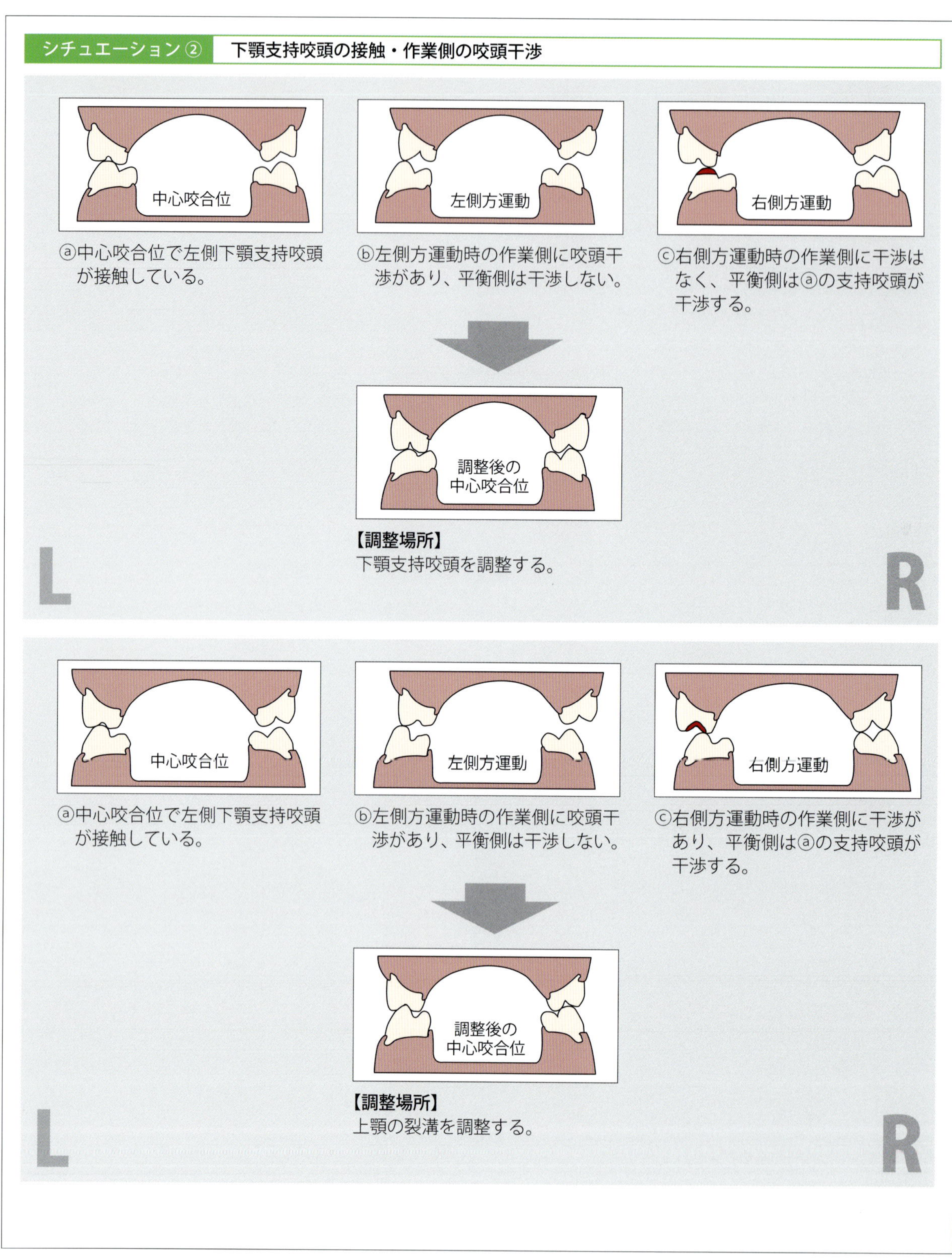

図 3-8-3b ●新製義歯の調整②「下顎支持咬頭の接触があり、作業側に咬頭干渉がある場合」の中心位に、中心咬合位を一致させる。

シチュエーション③　上顎支持咬頭の接触・平衡側の咬頭干渉

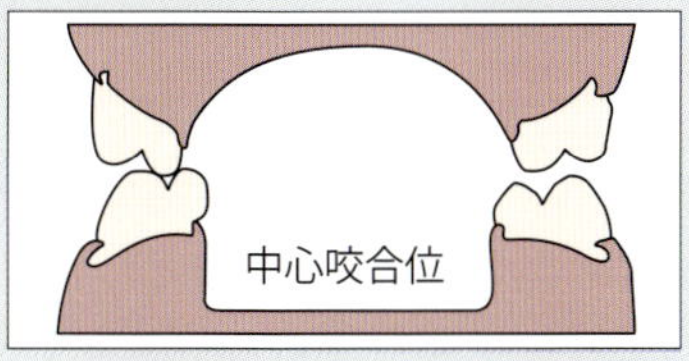

ⓐ中心咬合位で左側上顎支持咬頭が接触している。

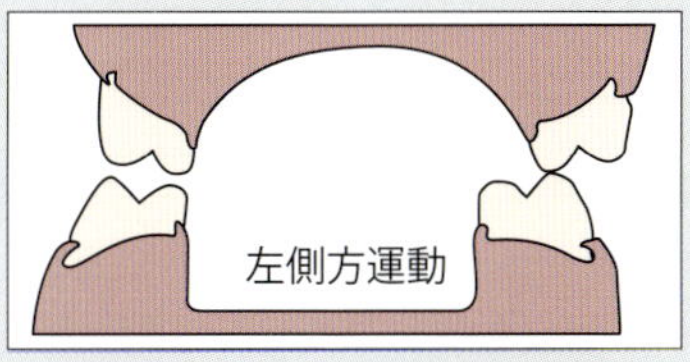

ⓑ左側方運動時の作業側には咬頭干渉はなく、平衡側に干渉がある。

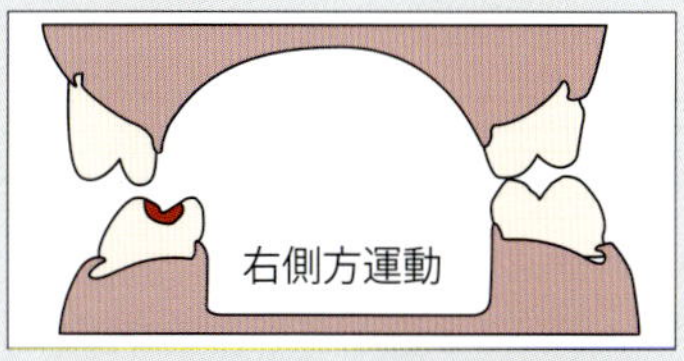

ⓒ右側方運動時の作業側に干渉はなく、平衡側の咬頭に干渉がある。

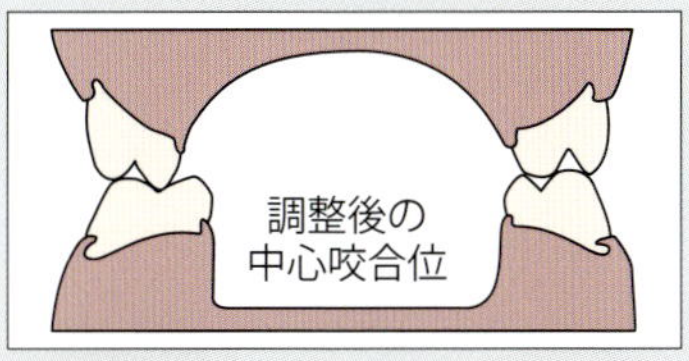

【調整場所】
下顎の裂溝を調整する。

シチュエーション④　下顎支持咬頭の接触・平衡側の咬頭干渉

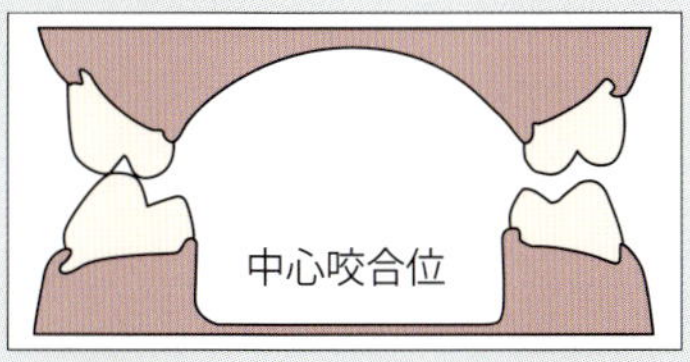

ⓐ中心咬合位で左側下顎支持咬頭が接触している。

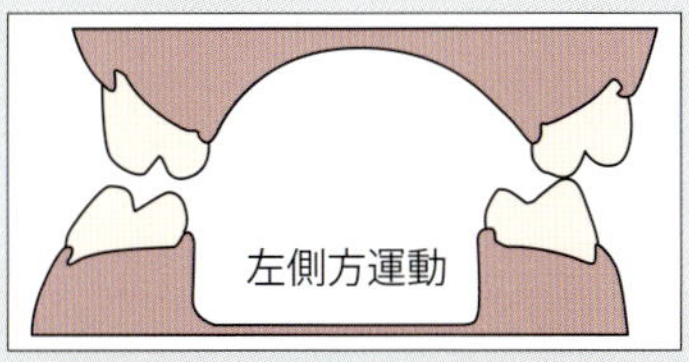

ⓑ左側方運動時の作業側には咬頭干渉はなく、平衡側に干渉がある。

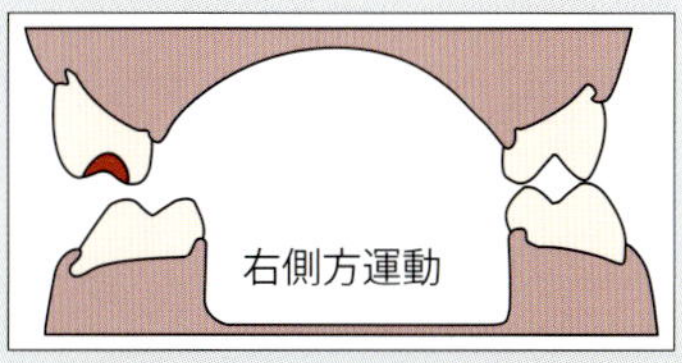

ⓒ右側方運動時の作業側に干渉はなく、平衡側の咬頭に干渉がある。

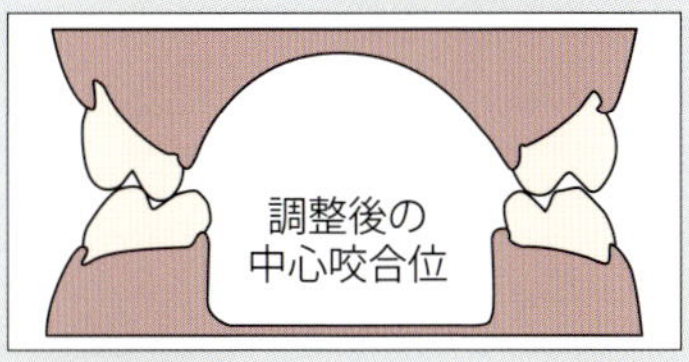

【調整場所】
上顎の裂溝を調整する。

図 3-8-3c ●新製義歯の調整③「上顎または下顎支持咬頭の接触があり、平衡側に咬頭干渉がある場合」の中心位に、中心咬合位を一致させる。

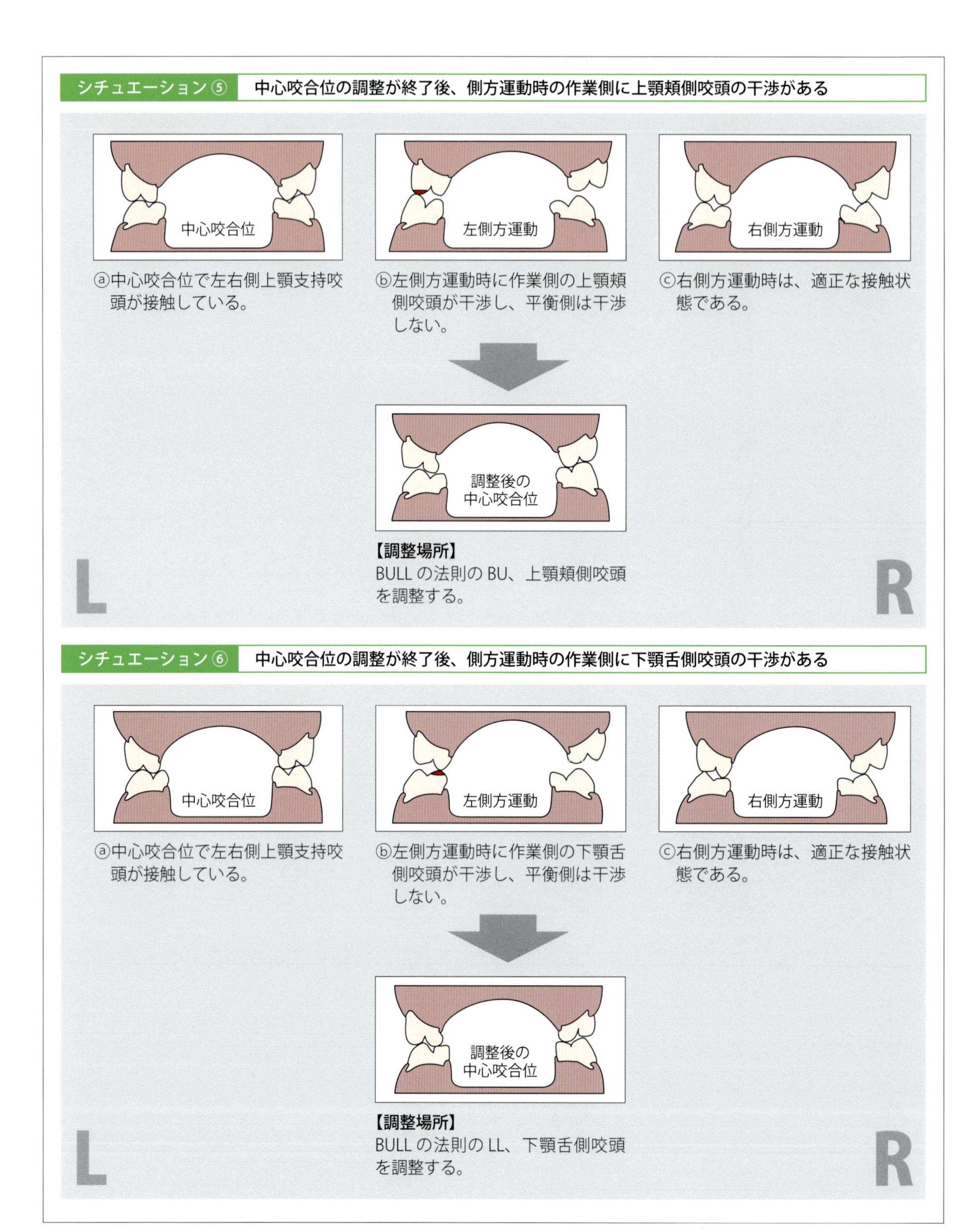

図 3-8-3d ●新製義歯の調整④ 側方運動時に側方咬合位を一致させる（BULL の法則）。

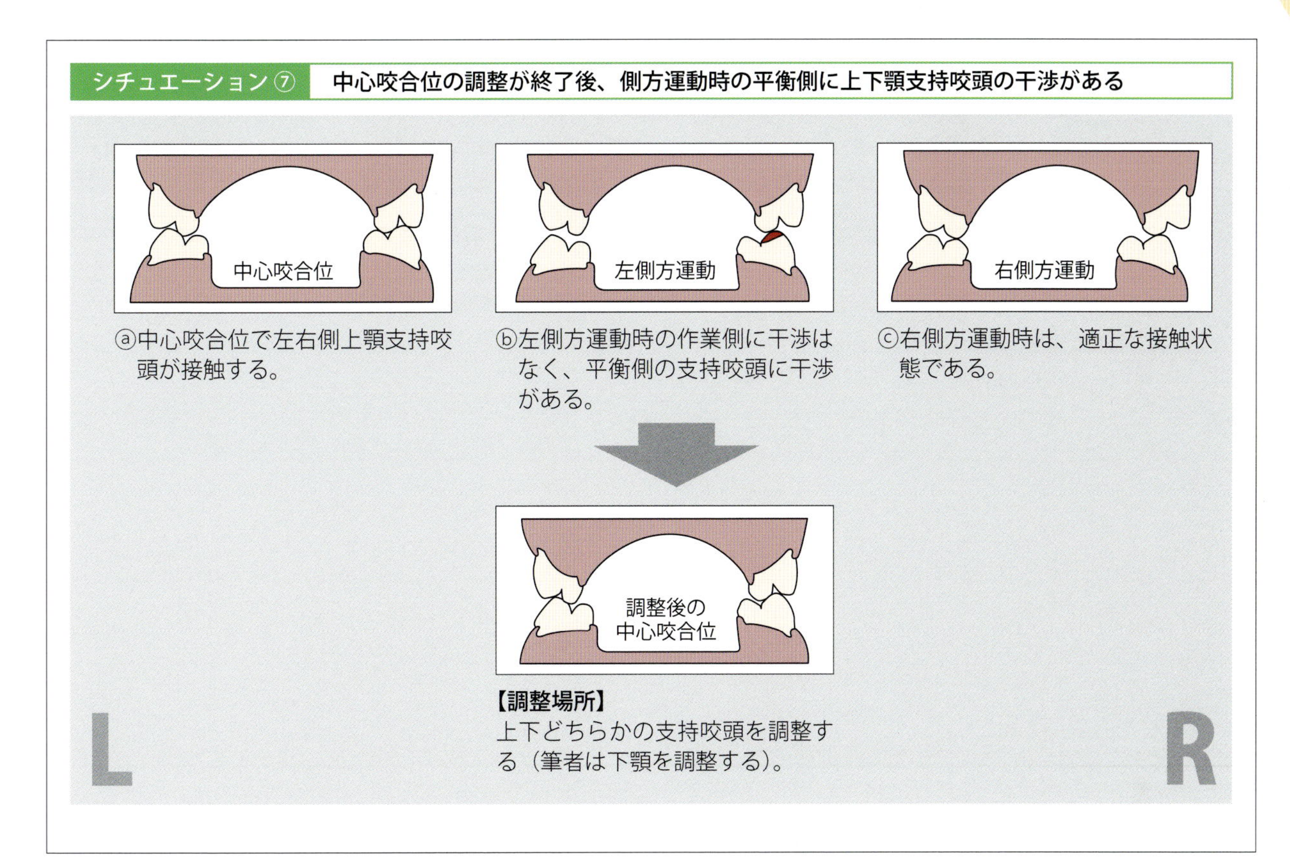

図 3-8-3e ●新製義歯の調整⑤ 側方運動時に側方咬合位を一致させる。

Chapter 9 メインテナンス

よりよい状態を長く保つために

① メインテナンス時にチェックしたい4つのポイント

筆者は、製作した義歯をできるだけ長期間使用するために、以下のチェックは必須と考えています。

①人工歯の咬耗、破折状態および咬合状態
②義歯床下粘膜面の適合状態
③義歯床破損の有無
④義歯と粘膜の清潔度

特に④は要チェックです。義歯が不潔であれば粘膜にも影響を与えますし、粘膜の状況がよくないと痛みを訴えやすいからです。

適合が悪くなっていたら義歯の調整と修理をします。その場で直接修理するのか、預かって間接的に修理するのかは、その時の状況によって判断するようにしています。預かる際の理想は『その日のうちに修理を終えて返却すること』です。最悪でも翌日には返却するようにしています。もし、数日間になる場合はコピーデンチャーを製作するか、あるいはあらかじめもう１つ製作しておくかを患者と相談して決めています。

② 忘れずに来院してもらうコツ

1)「義歯は壊れる」ことを正直に伝える

メインテナンスに来院している患者は、とても良好な状態を保っています。「調子がいいから」とメインテナンスに来院せずそのままにしている患者は、調子が悪くなると来院します。

装着者本人が「調子がよくない（悪い)」と感じる時は、咬合状態も適合状態も少し修理すれば大丈夫という状態を超えている時がほとんどです。つまり、新製をするか、大がかりな修理が必要になってきます。これでは製作費用も期間もかかります。このことを、ちゃんと患者に伝えることが大事です。『できあがった瞬間から壊れ始める宿命を背負っている』ことを伝えるとともに、「長持ちさせる方法があるから一緒にやっていこう」と伝えることがポイントです。

表 3-9-1a ●もりや歯科で実際に使用している患者説明用スケジュール表（保険義歯・練習用義歯＋保険義歯の場合）

メインテンスのタイミング	保険義歯	練習用義歯＋保険義歯
1か月後	噛み合わせ・土手・適合の確認	噛み合わせ・土手・適合の確認
3か月後		
6か月後		
12か月後（1年後）	裏打ち合わせ	
18か月後（1.5年後）	噛み合わせ・土手・適合の確認	
24か月後（2年後）	新しく作り直す	
30か月後（2.5年後）		裏打ち合わせ
36か月後（3年後）		噛み合わせ・土手・適合の確認
48か月後（4年後）		裏打ち合わせ
60か月後（5年後）		新しく作り直す

2）今後の展開を伝える

表 3-9-1 は、もりや歯科で実際に患者に説明をする際に使用しているものです。「あくまでも目安ですが」と断わりをいれつつ、メインテナンス内容への理解と、今後の参考にしてもらうようにしています。こういったスケジュールを示すことで、患者も自分の装着している義歯が今どんな状態にあるのかを意識するようになります。

また、機能を取り込んでいる義歯のほうが、患者自身の状況をよりよく引き出しているため「長持ちしやすい」ことも暗に示しています。

3）来院時期をキーワードで伝える

筆者は、3か月後・6か月後・6か月後……といったメインテナンス間隔を設定しているので、そのタイミングを気候のよい春と秋に合わせています。春なら「桜が咲き始めたら」、秋なら「紅葉で落ち葉が増えてきたら」をキーワードにすると、患者も忘れにくいようです。

表 3-9-1b ●もりや歯科で実際に使用している患者説明用スケジュール表（硬質レジン歯の場合）

メインテンスのタイミング	自費		
	硬質レジン歯		
	ノーマル重合＊15	加圧填入重合＊16	超精密重合＊17
1 か月後	噛み合わせ・土手・適合の確認	噛み合わせ・土手・適合の確認	噛み合わせ・土手・適合の確認
3 か月後	↓	↓	↓
6 か月後	↓	↓	↓
12 か月後（1 年後）	↓	↓	↓
18 か月後（1.5 年後）	↓	↓	↓
24 か月後（2 年後）	↓	↓	↓
30 か月後（2.5 年後）	裏打ち合わせ	↓	↓
36 か月後（3 年後）	噛み合わせ・土手・適合の確認	↓	↓
48 か月後（4 年後）	人工歯の修正 or 交換	裏打ち合わせ 人工歯の修正 or 交換	人工歯の修正 or 交換
60 か月後（5 年後）	噛み合わせ・土手・適合の確認	噛み合わせ・土手・適合の確認	噛み合わせ・土手・適合の確認
72 か月後（6 年後）	↓	↓	裏打ち合わせ
78 か月後（6.5 年後）	↓	↓	噛み合わせ・土手・適合の確認
84 か月後（7 年後）	使用状況や全身状態によって新製するか修理するか、その時に判断（大半は修理可能）		

＊15　**ノーマル重合**：流し込み式常温重合レジン
＊16　**加圧填入重合**：油圧プレス式マイクロ波重合レジン
＊17　**超精密重合**：エアーシリンダー注入式常温重合レジン
※どの重合方法であっても重合収縮を最小限にする工夫（温度管理、埋没材の種類、重合後の冷却時間）を怠ってはならない。

表 3-9-1c ●もりや歯科で実際に使用している患者説明用スケジュール表（陶歯の場合）

メインテンスのタイミング	自費		
	陶歯		
	ノーマル重合[*15]	加圧填入重合[*16]	超精密重合[*17]
1か月後	噛み合わせ・土手・適合の確認	噛み合わせ・土手・適合の確認	噛み合わせ・土手・適合の確認
3か月後			
6か月後			
12か月後（1年後）			
18か月後（1.5年後）			
24か月後（2年後）			
30か月後（2.5年後）	裏打ち合わせ		
36か月後（3年後）	噛み合わせ・土手・適合の確認		
48か月後（4年後）		裏打ち合わせ	
60か月後（5年後）		噛み合わせ・土手・適合の確認	
72か月後（6年後）			裏打ち合わせ
78か月後（6.5年後）	人工歯の修正 or 交換		
84か月後（7年後）	使用状況や全身状態によって新製するか修理するか、その時に判断（大半は修理可能）		

column

歯科医師と歯科技工士の関係と技工物

筆者は歯科医師ですから、自分のパートナーである歯科技工士と打ち合わせをする必要があると思っています。しかし、多くの歯科医師が「とりたてて歯科技工士と話をしたことがない」といいます。なかには、「ケンカ別れしちゃうから、歯科技工士と話をしない」とする歯科医師もいます。

●なぜケンカ別れするのか？

歯科技工士とケンカ別れをした……これはよく聞く話です。筆者もかつてケンカ別れしたラボがあります。なぜ歯科技工士との関係性がこじれるのでしょうか？　筆者は、「お互いをダークサイドとして見ているから」だと考えています。

歯科医師へ質問です。補綴装置などの適合が悪く再製作になった際に、「どうして再製作になったのだろうか」と検証していますか？　もしくは、「あそこはいつもこうだ」なんて思いながら、有無をいわさずその技工料金を歯科技工士に負担させていませんか？

歯科技工士へ質問です。たとえ再製の原因が歯科医師側にあったとしても、「立場が下だから」と卑屈になっていませんか？　そして「どうせ伝えたって変わらない」と、諦めていませんか？

このような関係性で、よい技工物が完成するはずはありません。再製の原因が歯科医師側にあるならば、その費用は歯科医師が負担すべきです。また、本当にいい技工物を患者に提供したいなら、歯科技工士はもっと声を上げるべきです。「どっちが上か下か」と考えてしまっては、本当のゴールにはいつまでたっても到達できません。

●大切なことは「お互いを尊重する」気持ち

「自分ができないことをしていただいている」……この発想を、私たちは忘れてはいけないと思います。歯科医師は、現実的に技工物を創ることができないから歯科技工士に作って「いただく」。歯科技工士は、歯科医師から発注して「いただく」からその技術を発揮できる。双方が持ちつ持たれつであり、共同経営者ともいえるのです。

お互いがお互いの仕事をしやすいように、仕事の流れを少し組み替えるだけで、できあがる義歯の完成度は大きく変わります。お互いの関係性が高まれば高まるほどよい技工物になるので、患者は絶対に喜びます。ほんの少しの関係性の変化でよい方向へ歯車が回るなら、これは願ったり叶ったりじゃないですか！　ぜひ、今お付き合いしている歯科技工士と対話の時間を作りましょう。一度とは言わずに、何度もです。あきらめなければ、お互いのメリットになる関係になると確信しています。お互いが尊重し合う関係が、本来の形なのですから。

Part 4

さらなる高みを目指した総義歯治療の実践

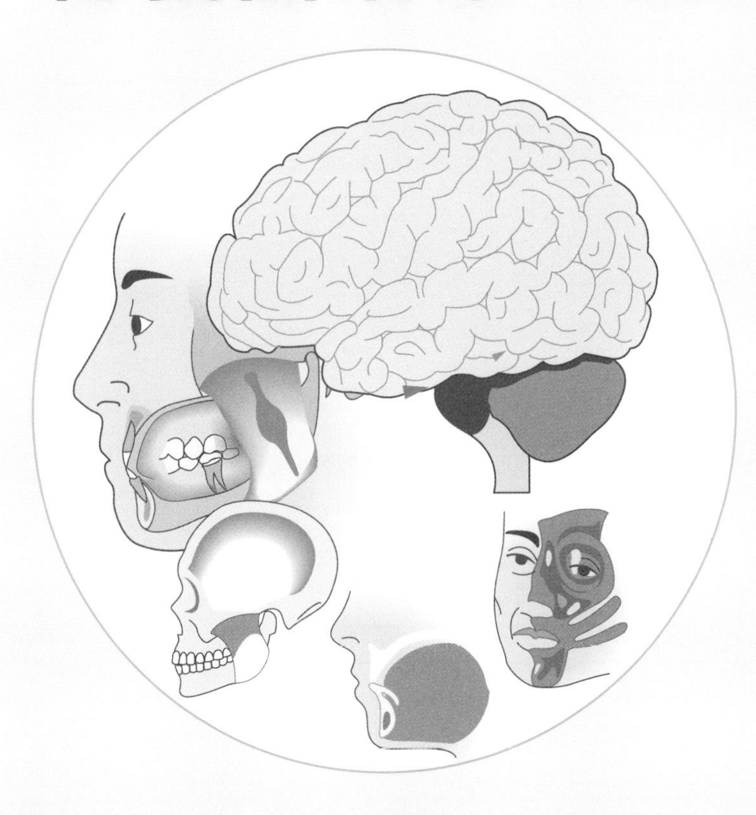

Chapter 1 機能を取り込む義歯とは

1 24時間装着できて、入れている感じがしなく、美味しく食べられる義歯を目指そう

患者固有の機能を取り込むことで、さらなる高みを目指した総義歯を製作することができます。

簡単におさらいすると、総義歯治療の目的は、患者の咀嚼・嚥下・構音という固有の機能を取り込みつつ、維持力と支持力の増強を最大化して、咬合の安定をうながしながら、患者の筋力回復と感覚回復をすることです。しかし、形態や運動はもとより感覚などを取り込むことは、かなり高度な技術を要します。これを実現することができるようになれば、義歯はより高度な人工臓器になることでしょう。

筆者は患者の機能を取り込むために、練習とリハビリを目的とした義歯（頬粘膜や小帯の動き、唇の形態を踏まえた義歯の歯肉の形態まで考えること＝機能支持を考えること）を製作して、患者自身の咀嚼・嚥下・構音を取り込みながら咬合の安定を図っていくことで、自然に患者にとって最高の位置を患者みずから再構成することができ、患者満足を劇的に改善することができると考えています。皆さんも、きっと多くの患者から

- 入れている感じがしない
- 24時間入れていられる
- 食べ物が入れ歯の下や入れ歯と頬のあいだにたまらない
- 食事が美味しい
- 使えば使うほど身体になじんでくる

といった、『話せて・食べられる義歯』という評価*18をいただけるようになるでしょう（**図4-1-1**）。

＊18 患者固有の機能を取り込んでいるか否かは、患者自身の体験でしか評価することができません。

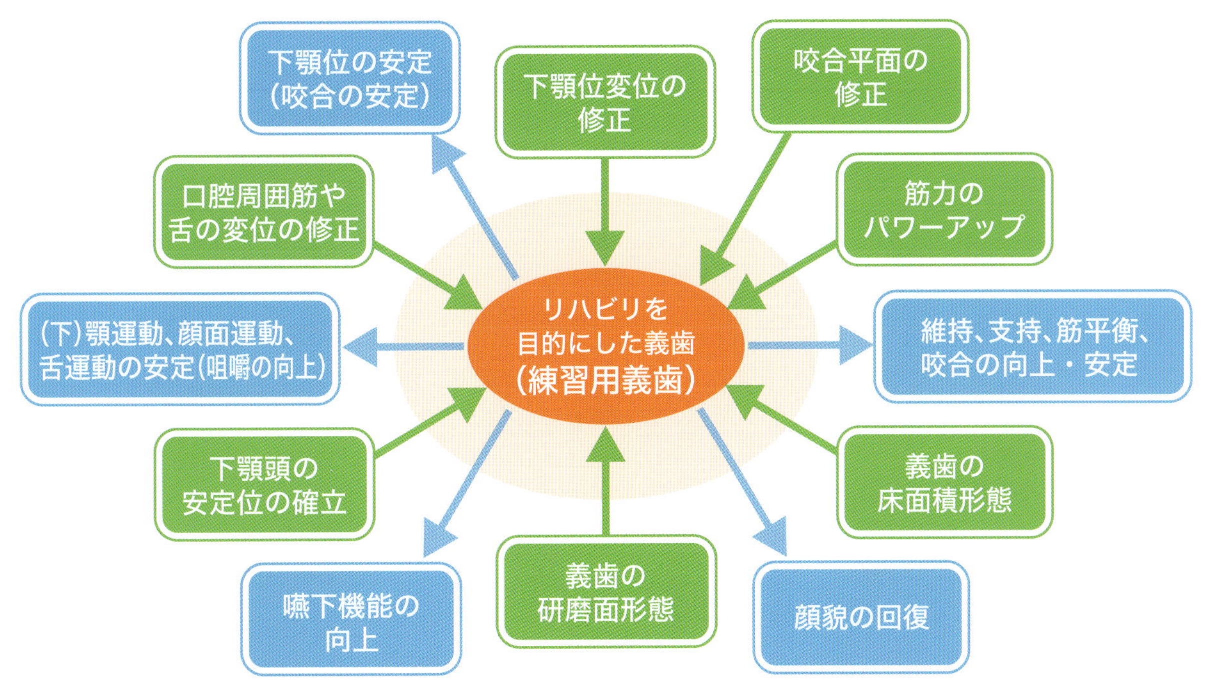

図 4-1-1 ●患者の失った機能を回復させるためには、咬合平面の修正・変位した下顎位の修正・舌位の修正・下顎頭安定位の確立・義歯床形態・義歯床研磨面形態、そして口腔周囲筋を含む全身のバランスを保つための筋力アップが不可欠である。中心に向かう矢印は治療で改善したいポイント、外側へ向かう矢印は治療によって得たい結果を示す。瞬間的によくなっても、その一瞬を持続できなければ意味がない。最良の状態を持続するのは患者自身の身体である。強調したいことは、全身の筋力アップをしつつバランスを保つことである（参考文献１より引用改変）。

2 痛みがなく適合している義歯の効果と生理的意義

1）義歯になると、どうして感覚が鈍ってくるのか

義歯になっているということは、天然歯を失っているということです。歯を失うに伴い必ず顎堤は吸収し、三叉神経への伝達に欠かせない咀嚼粘膜の面積が減少してきます。その結果、三叉神経への伝達が不十分になり、諸々の機能障害を起こしていると考えられています。また、三叉神経だけが原因ではなく、舌咽神経・舌神経も含めた神経への入力が微弱化することによっても機能障害が生じると推測できます。

患者から『味がしない』と言われたことがあると思いますが、ある意味自然の摂理のような宿命じみた部分を感じます。

2）機能を取り込めば、回復の正のスパイラルが期待できる

患者固有の運動（機能）を取り込んだ義歯に求められることは、痛みがなく昼夜を問わず一日中装着し続けることができることです。義歯の形態が回復して、痛みがなく適合していくと、患者は各自固有の運動（機能）をするようになってきます。そして、生体にとって正しい運動を繰り返し行うことで形態が回復し、機能がさらによくなるという、正のスパイラルへ移行することができます（☞ P. 106 表 4-1-1 参照）。

表 4-1-1 ●痛みがなく適合している義歯によって生まれる正のスパイラル

支持組織に対しては……

義歯への工夫

①義歯外形のシンメトリー化

②歯槽骨の吸収度合いによって床縁形態に差をつける

③それぞれの小帯の運動方向と伸展方向に対応する形態にする

それにより得られる効果

①肉眼的に発赤が消失して、健康的な桃色（ピンク色、サーモンピンク）に回復する

②接触痛（触診時の疼痛）がなくなり、不快症状を訴えなくなる

③粘膜上皮層に半角化形成が見られ、生理的になることで慢性炎症が改善される

④咀嚼粘膜の触覚レセプターからの知覚増大 ➡ 大脳と脳幹へ入力 ➡ 咀嚼運動筋の調整に出力される感度が高まる

維持力に対しては……

義歯への工夫

①義歯床の拡大（デンチャースペースの水平的拡大）

それにより得られる効果

①維持力増大

②義歯床下粘膜面と人工歯、歯肉形成をしている義歯床研磨面への接触感覚の増大 ➡ 頬筋・口輪筋の粘膜の触覚レセプターと舌筋の筋防錘の固有知覚レセプターの感度増加 ➡ 知覚情報を大脳に入力 ➡ 大脳の舌筋運動領野や頬筋口輪筋運動領野に伝達 ➡ 舌筋や頬筋口輪筋運動の調整

③結果として、舌筋・頬筋・口輪筋は中立な平衡関係を再構築することができるようになってくる

咬合高径の平衡効果に対しては……

義歯への工夫

①咬合高径の改善（デンチャースペースの垂直的な改善）

それにより得られる効果

①咬筋などの咬合高径を維持するのに関与する筋肉群が等尺性収縮できるようになってくる

②特に閉口筋（咬筋）の筋防錘の固有知覚レセプターが、筋の張力度合いを正確に知覚できるようになってくる ➡ 大脳への入力増大 ➡ 閉口筋の等尺性収縮の再調整

顎関節に対しては……

①顎関節に関与している筋群の平衡化 ➡ 中心位（下顎頭が下顎窩内で緊張することなく、とりえる最後方位で、かつ、その位置から側方運動が可能な位置）の維持 ➡ 顎関節の靭帯に存在する関節レセプターの感度増大 ➡ 顎関節の顎位の認知能力の増大

②大脳皮質知覚野の顎関節知覚領野に入力 ➡ 大脳皮質運動野の顎関節の顎位維持筋の領野（特に側頭筋運動領野、外側翼突筋運動領野）への出力

③側頭筋、外側翼突筋が等尺性収縮できるようになる ➡ 下顎位の維持に関与する筋肉の平衡化 ➡ 中心位に保たれる

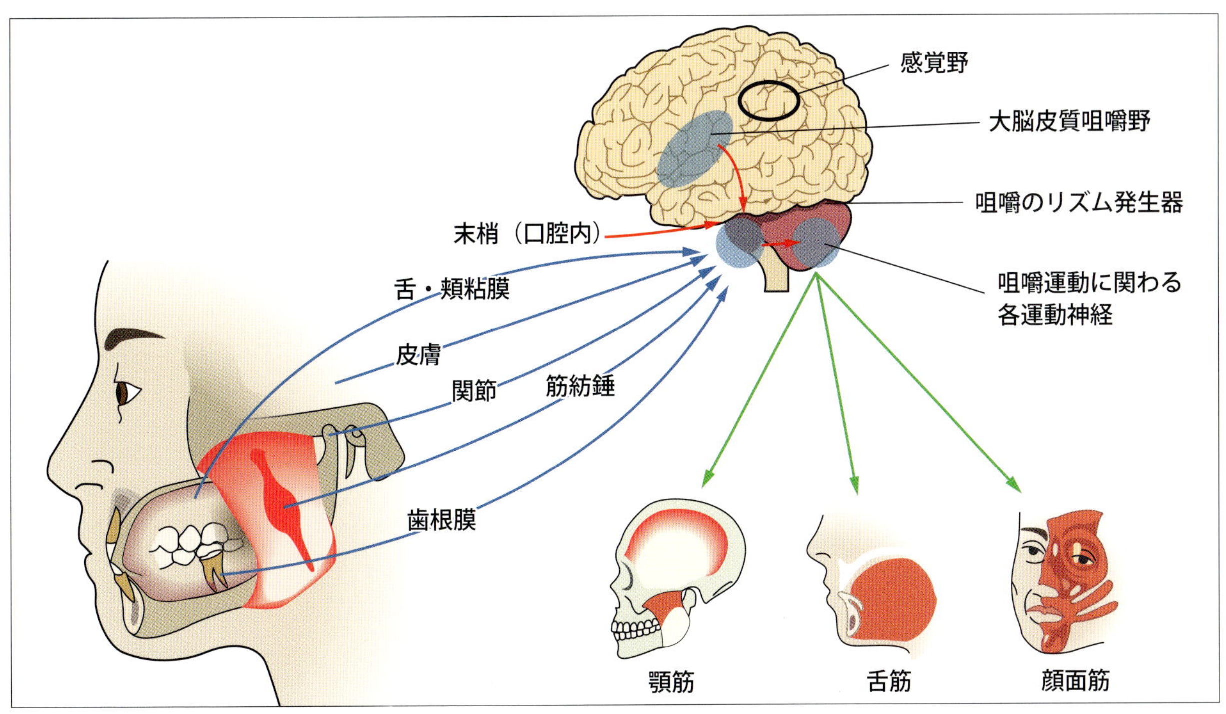

図 4-1-2 ●感覚入力をする舌・頬粘膜、歯根膜、筋肉の感覚受容器からの刺激は、中枢制御している脳に伝わり、その情報から筋肉や皮膚などの効果器へ情報がフィードバックされる。たとえば熱い飲みものを飲んで火傷をした際に、熱さを脳へ伝えて、その反応を舌・頬などにフィードバックする。総義歯治療においては歯根膜感覚がなくなるので、それ以外の情報が重要になる。疼痛は情報のなかでも優先されるため、効果器への情報も優先される。つまり、痛みがあることでギクシャクした動きをすることになる。ゆえに機能を取り込む義歯治療においては疼痛除去が最優先される（図は深水皓三先生のご厚意による）。

具体的に言うと、義歯床下粘膜面、人工歯、義歯床研磨面から咀嚼粘膜や被覆粘膜への咬合力（機能圧）が疼痛なく正常に伝わることで、各種触覚レセプターと固有知覚レセプターの感度が増大し、大脳への入力情報は最大化してきます。正常に入力されれば、出力である反射性フィードバックも正常化してきます。つまり、咀嚼運動、舌筋、頬筋、口輪筋が平衡状態を保つことができるようになるのです（図 4-1-2）。

3）機能を取り込んだ義歯治療で失われた感覚を取り戻す

少し余談になりますが、ファントムペインという言葉をご存知でしょうか。日本語では『幻肢痛』と訳され、事故や病気などで後天的に手足などを切断した患者の多くが発現している難治性の疼痛です。足を切断したにもかかわらずつま先に痛みを感じるといった状態や、あるはずのない手の先端があるように感じるような症状を呈します。

筆者は、神経が通っている歯の抜歯でも同じようなことが起きているのでは、と考えています。ただ、そのような症状を訴える患者はほとんどいません。筆者自身は過去数人経験しました。その患者は、数年前に抜歯しているにもかかわらず、同部位に冷水痛が発現していました。疼痛部位近辺を冷やしても同じような症状は出ないのですが、氷水を飲むと症状が出てきます。当時は、筆者自身の知識がなく患者の苦痛を理解することができませんでした。ごく稀にですが、よくよく聞いていくとこのような症状に遭遇します。筆者は、このファントムペインという現象を逆手にとって、義歯を使用することで感覚をよい方向へ変換し、歯があった時の感覚を持つことも可能なのではないか、と考えています。

Chapter 2 機能取り込み義歯の製作手順

1 機能の取り込みは、練習用義歯を使用する

「患者固有の機能を取り込む」とは、「義歯における咬合面と粘膜面・研磨面を再構成する」ということです。そのためには、『義歯床辺縁の形態、咬合高径の位置決めが機能取り込みの肝になる』ことは想像できるでしょう。患者個々によって異なるそれらを把握するために、リハビリを考慮した練習用義歯（治療用義歯）を使用します（**図 4-2-1**）。患者に練習用義歯で咀嚼・嚥下・構音という日常生活をしてもらうことで、機能を取り込んだ形態に模索・調整していくのです。

練習用義歯は、咬合高径（鼻下点ーオトガイ間距離）を目標より 1 ～ 2 ㎜ 高めに設定します。咬合高径が高いことで患者の不快感は高まりますが[10]、筋肉への負荷が起きやすくなり、咬合平衡を得やすくなります。その際に下顎臼歯部をフラットにすることで、人工歯に誘導されることなく患者固有の機能を再現することが可能になります。また印象面（義歯床下粘膜面）は、咬合力（機能圧）がかかっている状態で疼痛除去ならびに義歯床辺縁形態を付与します。

2 機能を取り込む工程表

通常の義歯製作と、機能を取り込んだ義歯製作の流れを**表 4-2-1** に示しました。 1 ～ 3 までは通法と変わりませんが、練習用義歯を用いる分、製作工程は増加します。

表 4-2-1 ●一般的な義歯と機能を取り込んだ義歯の製作工程の比較

	一般的な義歯の製作工程	機能を取り込んだ義歯の製作工程
STEP 1	印象採得	印象採得
STEP 2	作業模型製作	作業模型製作
STEP 3	咬合採得	咬合採得
STEP 4	義歯試適	練習用義歯試適
STEP 5	義歯完成	練習用義歯完成
STEP 6	義歯調整	機能の取り込み
STEP 7	メインテナンス	コピーデンチャー製作
STEP 8		最終印象
STEP 9		最終義歯試適
STEP 10		最終義歯完成・装着

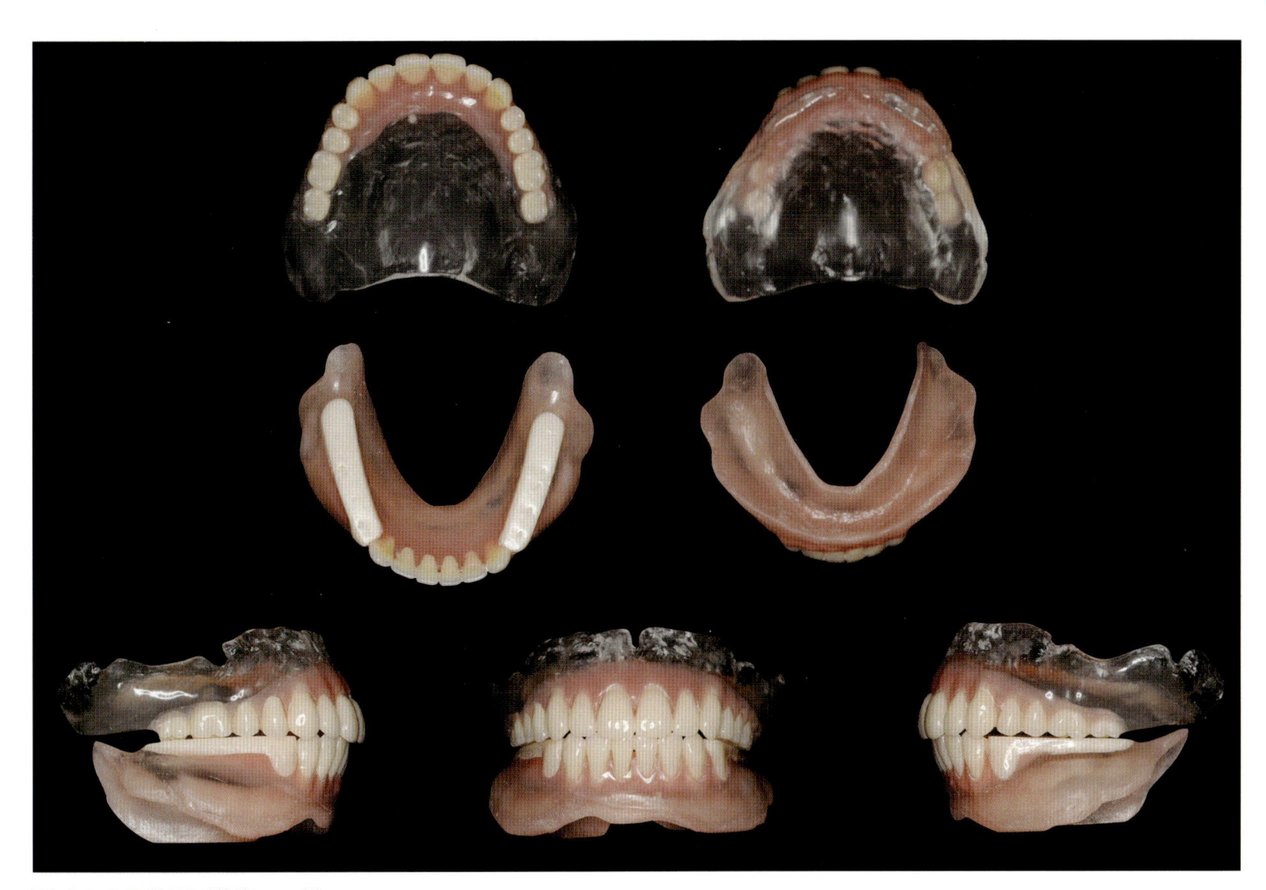

図 4-2-1 ●練習用義歯の一例。

STEP 1 印象採得
STEP 2 作業模型製作
STEP 3 咬合採得

印象採得から咬合採得までは通法どおりに行いますが、人工歯排列は異なります。

前歯部は、over jet 2㎜、over bite 0 ～ 1㎜ を付与します（**図 4-2-2**）。これは、前方および側方運動時の干渉を避けるためです。装着後に干渉するようであれば調節し、臼歯部のみで咬合するようにしておくほうが、患者固有の顎運動をしやすくなります。

臼歯部は、舌側咬頭（機能咬頭）のみを咬合採得時に基準にしたカンペル平面に接するように排列します。下顎はフラットな面にして、自由に滑走運動できるようにしておきます（☞ **P. 110 図 4-2-3 参照**）。

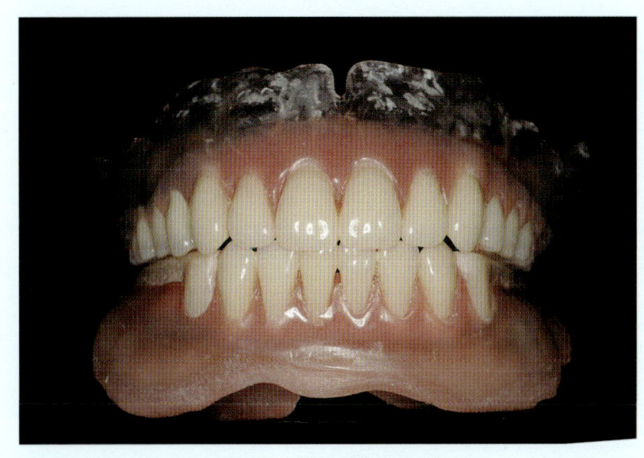

図 4-2-2 ●この症例は、「前歯部で噛みたい」というニーズがあるため、over jet を 1㎜ 程度、over bite を 2㎜ に設定した。

STEP 4　練習用義歯試適

練習用義歯の試適では、通法どおりに、

- 人工歯の正中と顔貌の正中の一致
- 咬合状態の確認
- マウスボリュームの確認
- 適合状態の確認

を行います。

STEP 5　練習用義歯完成

練習用義歯を完成させるにあたり、次の５つの工夫をするとよいでしょう（**図 4-2-3**）。

①審美的に影響がない場所の義歯床を透明レジンにすることで口腔粘膜が見えるようになり、圧迫部位などの確認ができる。

②下顎の義歯床下粘膜面に厚さ１㎜程度の COE-SOFT（ジーシー）を敷いておくことで、直接口腔内で行うより効率的に機能を取り込むことができる。

③下顎臼歯部をフラットテーブルにすることで人工歯の咬合面形態に依存しなくなり、患者固有の顎運動になってくる。

④上顎臼歯部を陶歯、下顎臼歯部をフラットテーブル（即時重合レジン：ベビーパウダー＝１：１）にすることで、フラットテーブルが適度な硬度になり、顎位の安定が早い段階で確立する。

⑤上下前歯部は、硬質レジン歯にしておくと形態修正が容易であり、またレジン歯よりも着色しにくい。

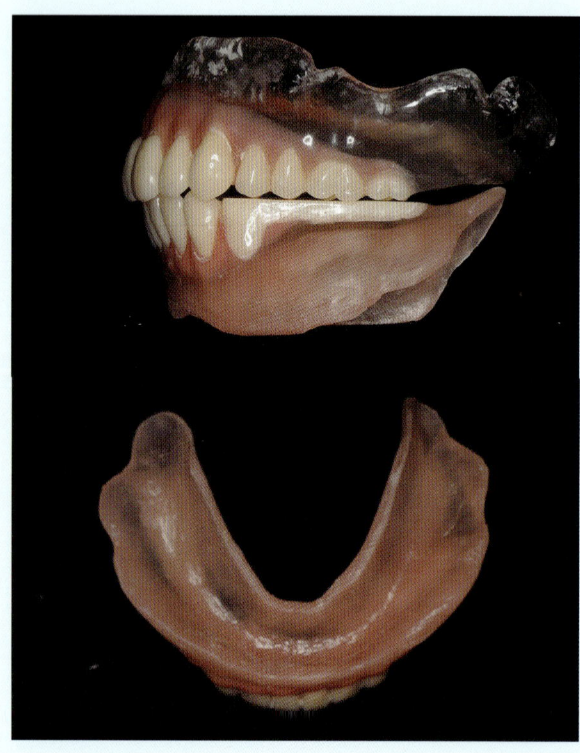

図 4-2-3 ●下顎の練習用義歯の義歯床下粘膜面には、製作時に COE-SOFT を敷いておくため、装着直前まで作業模型にはめておくなど変形しないような配慮をする必要がある。COE-SOFT を敷く技工操作は、装着日の 24 時間程度前に行うと装着時の硬さがちょうどよい。24 時間以内だと軟らかすぎ、時間が経つと硬くなりすぎてしまう。

STEP 6　機能の取り込み

機能を取り込む手順は、

①適合状態（圧迫部位、義歯床辺縁の長さ）を確認する

②下顎の機能を取り込むために、内側弁維持を最大化する（P. 112 図 4-2-4i、j）

③外側弁維持を最大化する（P. 113 図 4-2-5）

④小帯付近の形態を付与する（P. 113 図 4-2-5）

を、疼痛を取り除きながら同時進行で行います。少なければ盛り足せばよいでしょうし、多ければ削ればよいのです。最初から適正量にすることは熟練を要するので、最初のうちは何度もトライすることでどんどん作業効率はよくなってきます。

なお、レジンの裏打ちがない COE-SOFT（ジーシー）は変形しやすいので、即時重合レジンで変形を抑える必要があります（図 4-2-4a ～ h）。

この作業をしていると、「どこまで機能を取り込めばよいか？」という疑問がわいてくるでしょう。「どこまでも」と言いたいところですが、欲張りすぎるとにっちもさっちもいかなくなってしまうので、義歯安定のための維持力と支持力が発揮されていて、患者自身が咀嚼・嚥下・構音に不満を感じていないのであれば、最終義歯製作に移行しても構わないでしょう。

患者に摂食機能障害がある場合は、上顎の口蓋部を厚くして舌と口蓋を密着させることで改善できることがあります。

●下顎の機能を取り込むために内側弁維持を最大化する

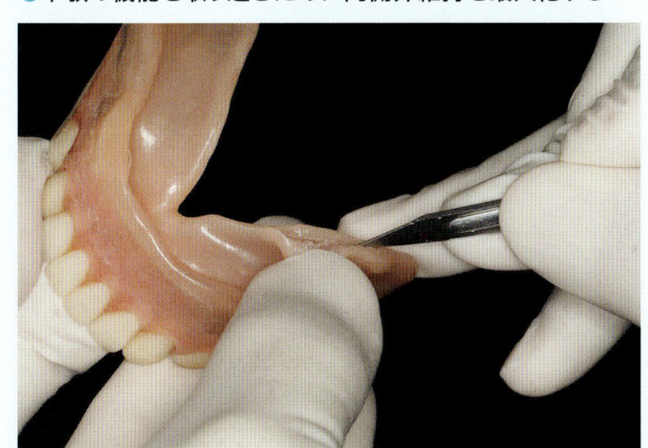

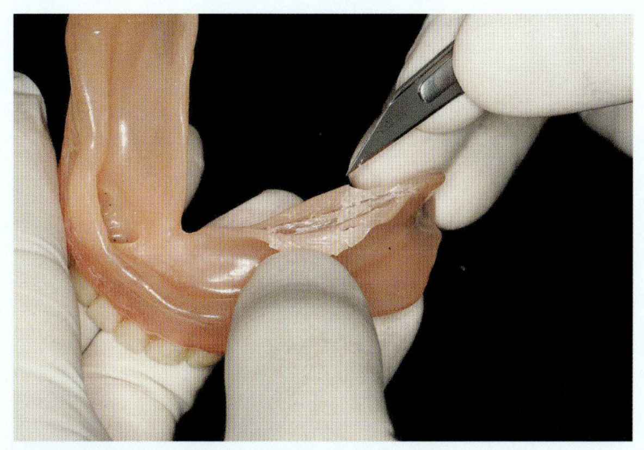

図 4-2-4a、b ●よく切れるナイフを使用して、レジンの裏打ちがない中央部付近の COE-SOFT を取り除く。

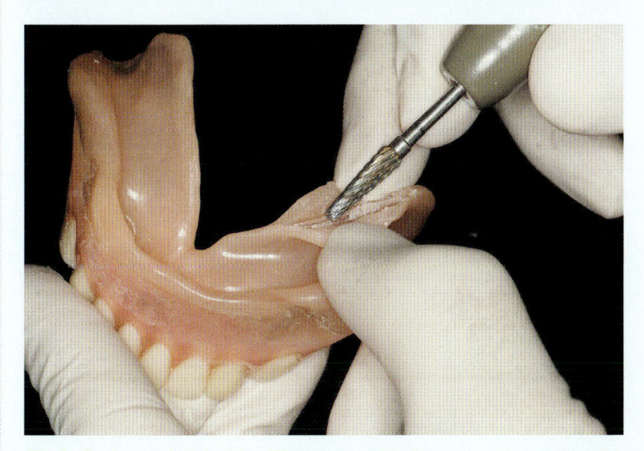

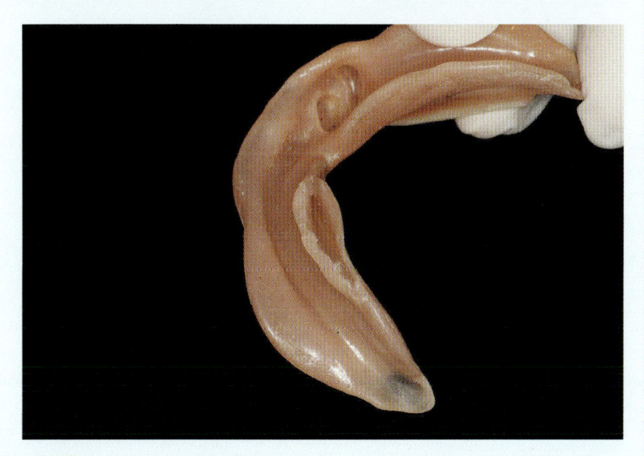

図 4-2-4c、d ●レジン表面を一層削合して、きれいなレジン表面にする。

☞次ページに続く

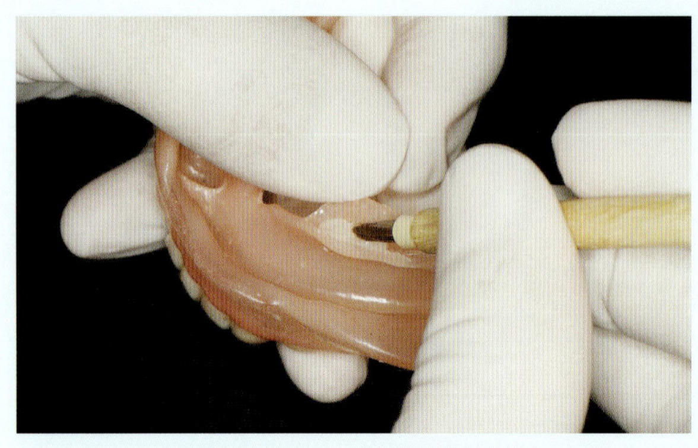

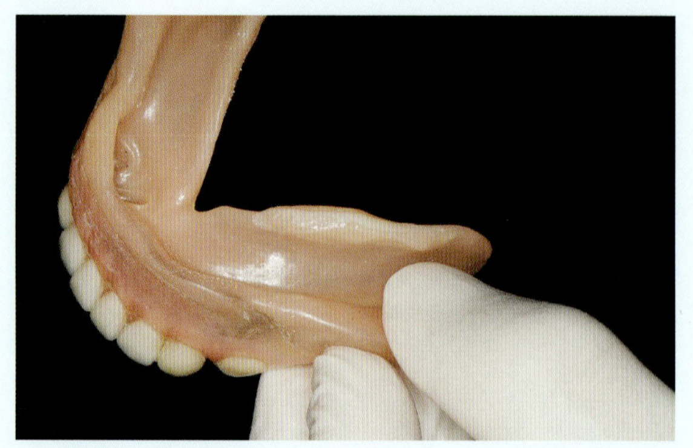

図 4-2-4e、f ●即時重合レジンを適量盛り足して (e)、開いている COE-SOFT を両側から軽く押し当てて閉じる (f)。ピンクやクリアーを使用すると盛り足した部位が不明瞭になってしまうので、筆者はアイボリー (A3) を使用している。

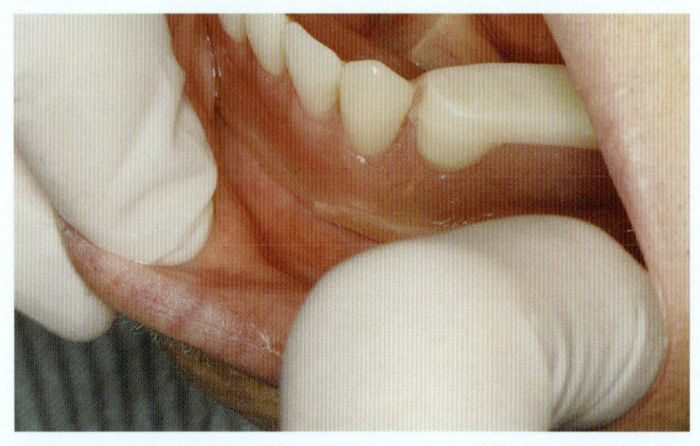

図 4-2-4g ●盛り足した即時重合レジンが硬化する前に慎重に口腔内へ装着して、顎堤へ軽く押し当てながら硬化するまで待つ (写真は別症例で提示)。

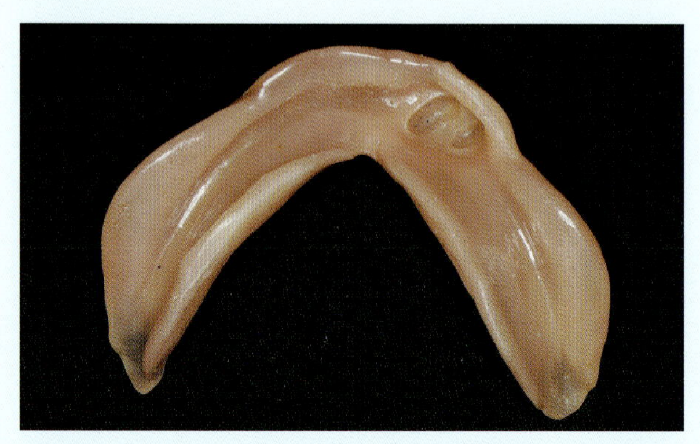

図 4-2-4h ●硬化後口腔外へ取り出して形態修正をする。

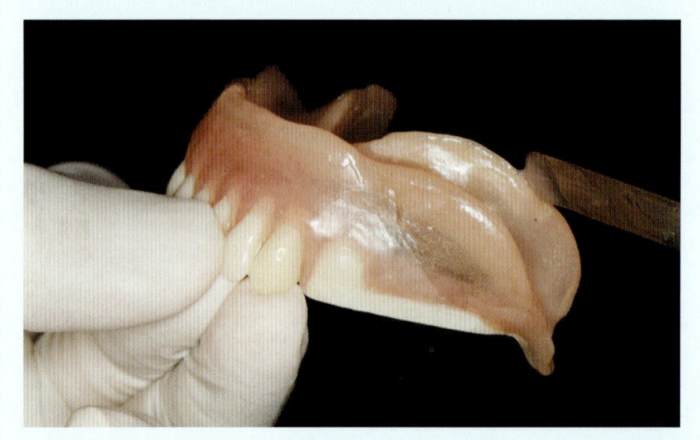

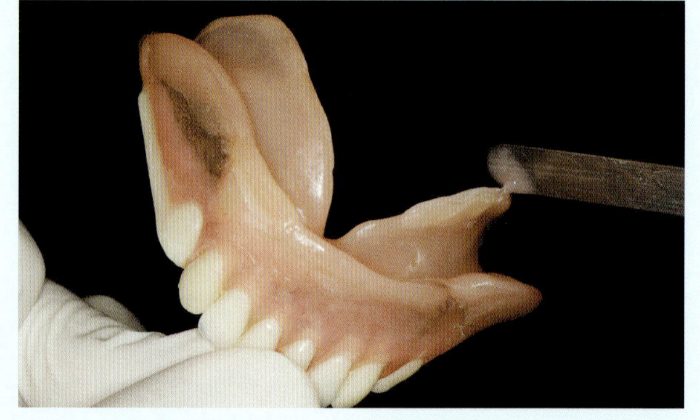

図 4-2-4i、j ●義歯床辺縁から床下粘膜面に2㎜ 程度の範囲に COE-SOFT を少量 (0.2 ～ 0.3㎜ 程度) 盛り足す。

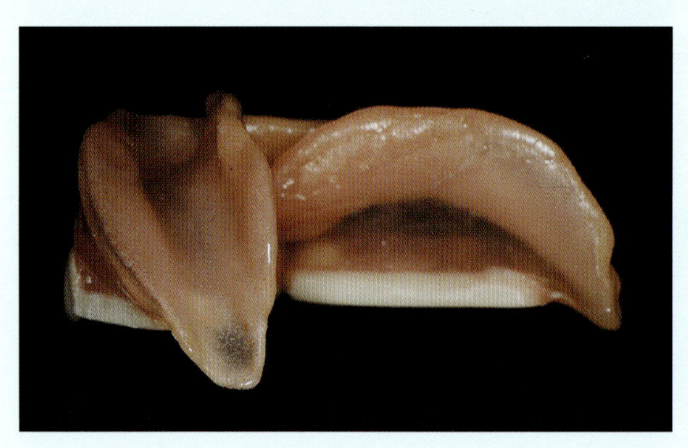

図 4-2-4k ●盛り足した後に口腔内へ入れる際は、できるだけ盛り足した材料が粘膜に押されないように気をつける。硬化するまではうがいは禁止。会話をしながら、咬合が安定しているか、嚥下はできているか、適切な機能を行っているかを確認をする。写真は口腔内に装着後5分前後硬化を待ちながら患者の機能を取り込んだ状態。

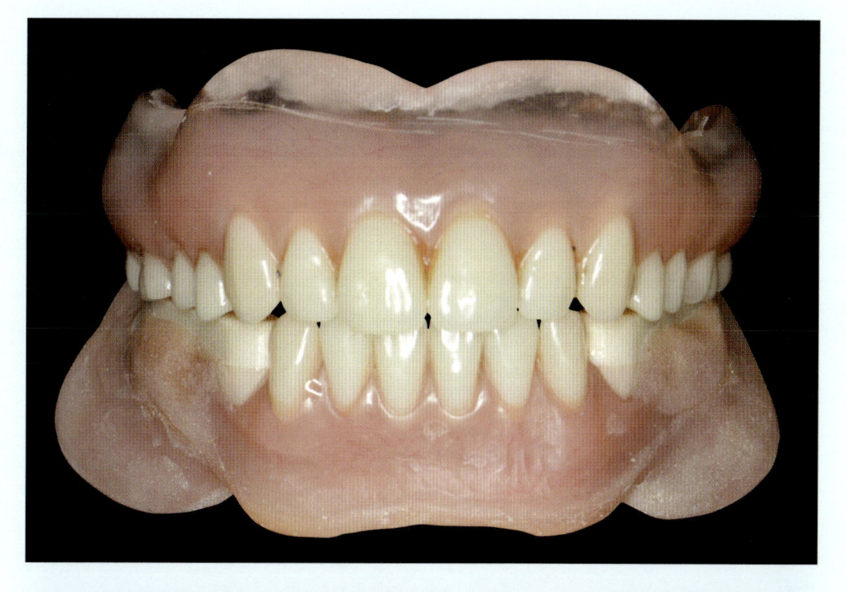

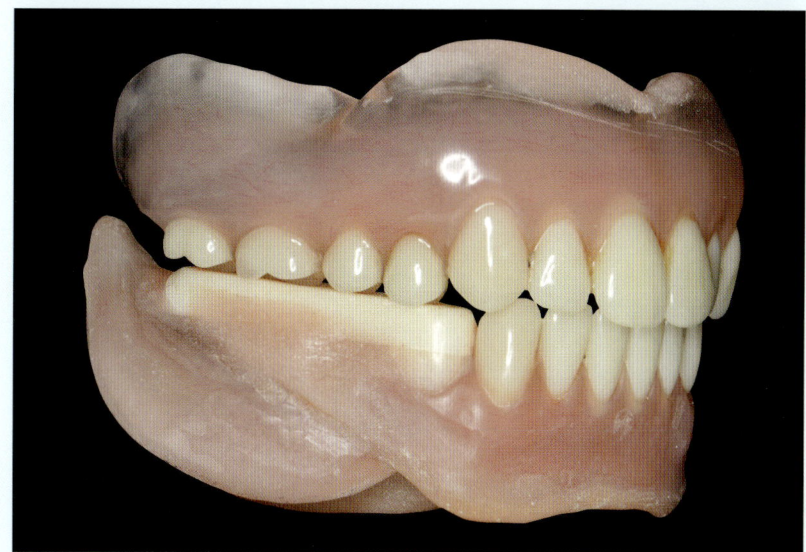

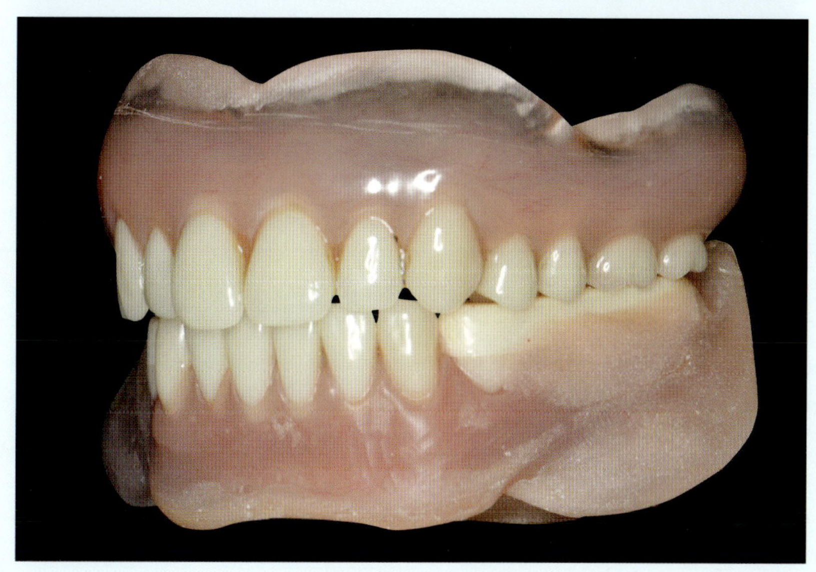

図 4-2-5 ●外側弁、小帯形態がきれいに見えている練習用義歯完成の写真（写真は深水皓三先生のご厚意による）。小帯が可動する方向を意識して義歯床研磨面の形態を付与していくことで、食物の残留が起きづらくなる。

STEP 7　コピーデンチャー製作

なぜコピーデンチャーが必要かというと、練習用義歯を預かって作業模型製作と咬合器付着を同時に行うからです。凝縮された情報を直接確認するために練習用義歯を預かりたいので、口腔内に何も装着されていない状態を回避するために、良好な状態になった時点の練習用義歯のコピーデンチャーを製作して、製作期間中の対策としています。

機能を取り込むことで義歯床下粘膜面が最適化しているので、そのまま石膏を盛り付けることができます。いわゆるダイレクト印象の応用です。下顎位も、下顎をフラットにすることで患者固有能動を行いつつ一点に収束していくので、咬合採得も容易に行えます。

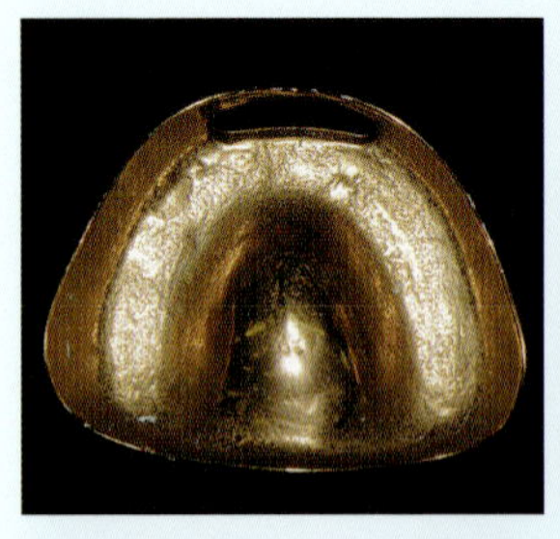
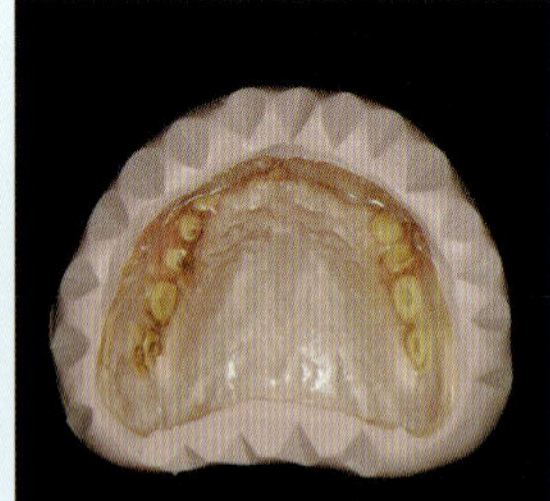

図 4-2-6a●金枠（販売：LABORHAVS）のようなものを用いて変形を最小限にする工夫をしながら、ラボシリコーンを使用して複製したい義歯の外側の形態を印象する。

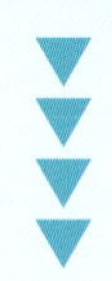

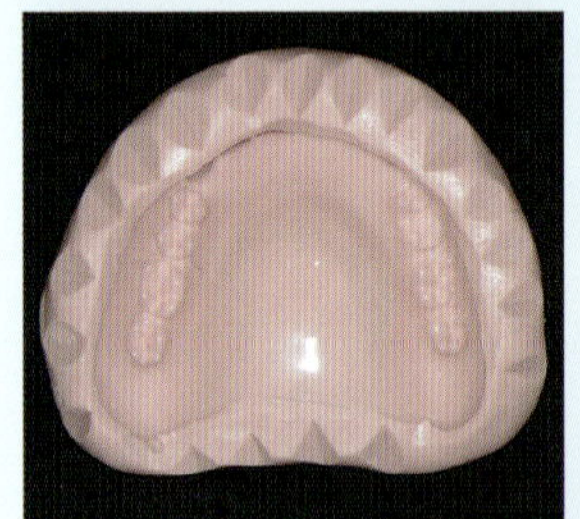
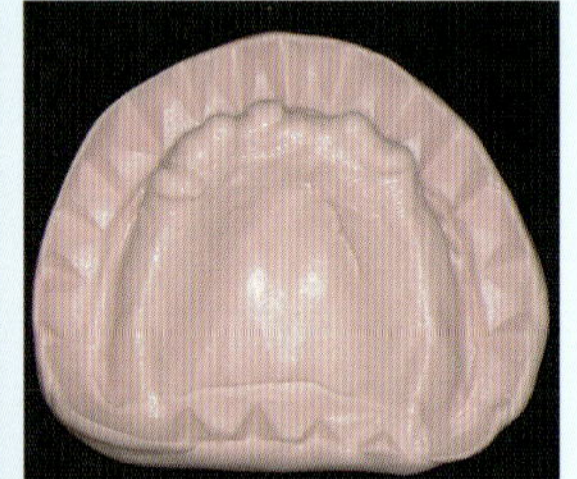

図 4-2-6b●**左**：外側の印象面、**右**：内側の印象面。印象枠の外側にある楔は上下での位置がズレないようにするため付与している。

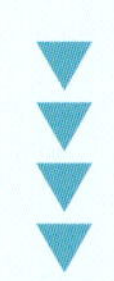

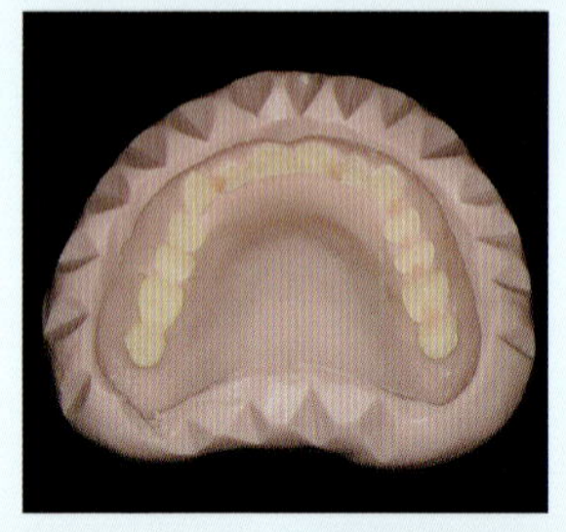

図 4-2-6c●人工歯の歯頸部を即時重合レジン（筆者は唇側を一層クリアーで盛り付けて、切端寄りを A2、歯頸部寄りを A3 で仕上げている）の築盛法にて形態修正し、枠の中に収めてピンク色の即時重合レジンにて固定している。

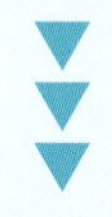

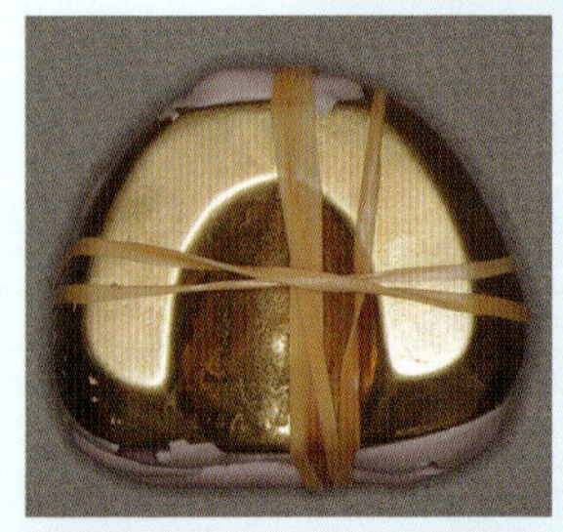
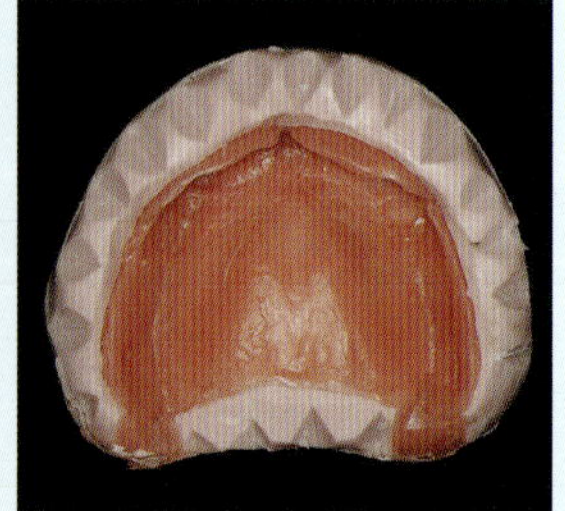

図 4-2-6d●上下の枠を重ね合わせた状態で、常温重合タイプの流し込みレジンを注入して硬化を待つ。その際に上下の枠が浮かないようにゴムで固定しておくとよい（枠を接着材で固定してもよいが、外す際に大変なので推奨できない）。

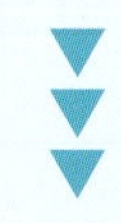

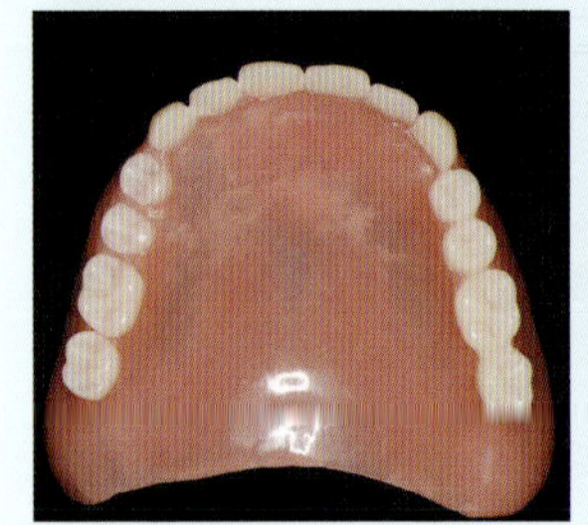
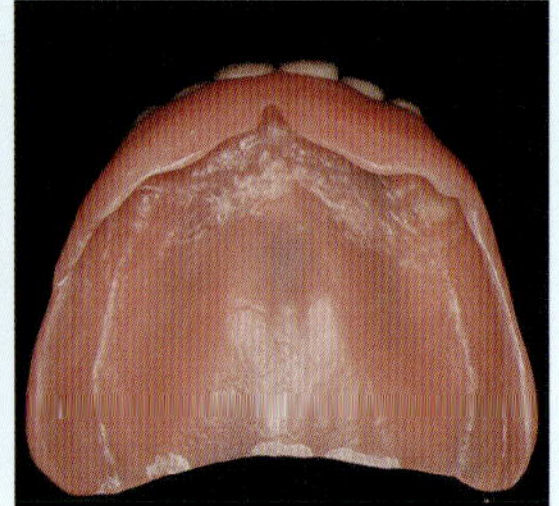

図 4-2-6e●アルジネート印象材を使用しても複製できるが、精度が劣る。装着時の苦労と今まで練習用義歯で創り上げた患者の口腔内環境を変化させたくないため、ラボシリコーンを使用する方法が好ましいと筆者は考えている。

STEP 8　最終印象

機能を取り込み終えている練習用義歯の小帯やアンダーカット部など材料が停滞しやすい部位を若干削合することで、厚みを均一化しつつ最終印象材料の逃げ場を作っておきます（**図 4-2-7**）。非常にフローのよい粘膜調整材が好ましく、筆者は Visco-gel（DENTSPLY）を使用することが多いです。

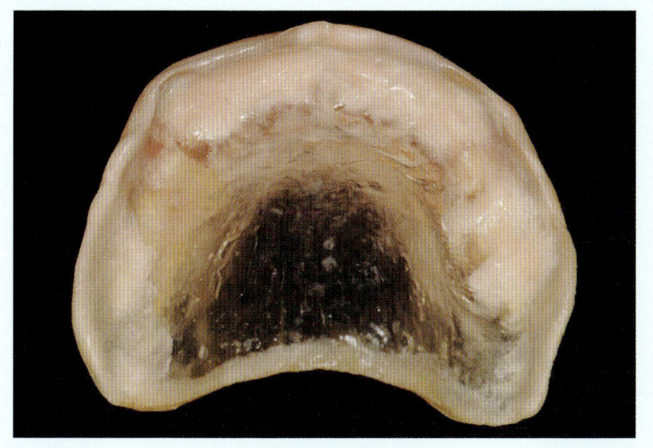

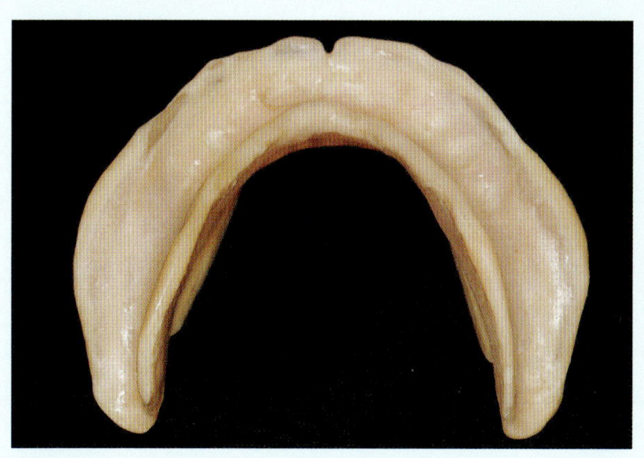

図 4-2-7 ● Visco-gel は透明色の材料なので、過不足はよく観察する必要がある。

STEP 9　最終義歯試適

人工歯排列の考えと基本原則は同じです。特に人工歯の選択は、前述のように患者の意見を踏まえながら色と形態・大きさを決定しています。

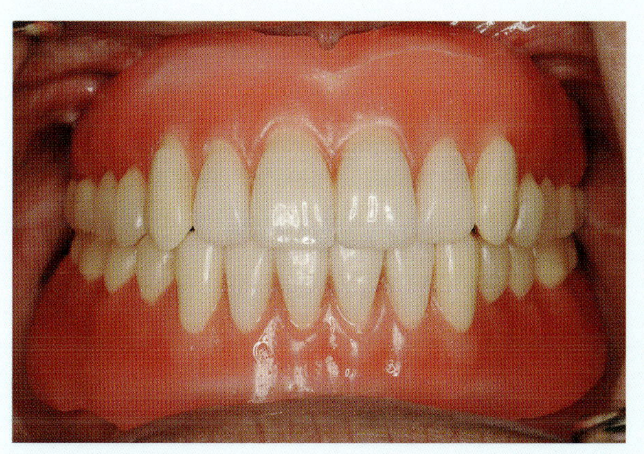

図 4-2-8 ●男性はシェードを 104 にすることが多いが、患者との話し合いから 102 にした。形態は練習用義歯を参考にして決定している。

STEP 10　最終義歯完成・装着

歯科技工士の腕の見せどころです。練習用義歯ではまったくと言っていいほど問題はない状態になっているので、最終義歯で問題が生じると歯科医師の信頼を一気に失いかねない出来事になるので、より慎重に製作をして欲しいと思っています。

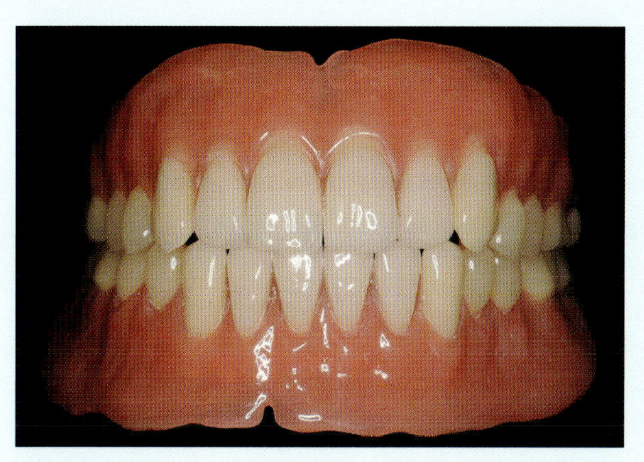

図 4-2-9 ●筆者は、練習用義歯で得られた情報を踏まえつつ、左右がシンメトリーになるように最終修正している。

①不快症状があることを事前に伝えておく

②患者に合わせた材料選択＆工夫をする

③患者の声をきちんと整理しておく

④義歯清掃はしっかりと

図 4-2-10 ● COE-SOFTのような材料を使用した際の患者へのアドバイス。

3 製作にあたっての注意点

機能の取り込み工程において、筆者が特に注意していることを**図 4-2-10**に記しました。どれも筆者の苦い経験から生まれた教訓でもあります。

1）患者に「不快症状がある」ことを事前に伝えておく

生体にとって『咬合高径を戻す』ということは、ほとんどのケースで旧義歯より高径を高く設定することになります。設定した高さにすぐになれる患者もいますが、半数ぐらいが不快感を訴えている[10]という臨床実感があります。患者からよくある訴えについて事前に説明しておくことで、クレームになることなく治療を進めることができます。

2）患者に合わせた材料選択＆工夫をする

COE-SOFT（ジーシー）のように硬化するまでに圧と時間を要する材料を使用するため、モノマーの味を好まない患者もいます。その場合は材料を変更するか、人肌ほどのお湯に入れて硬化を促進させながら圧力を掛けることで、不快感を軽減することができます。

3）患者の声をきちんと整理しておく

患者の訴えをどんどん解決することで治療がステップアップしていくので、よい意味で患者は何でも言ってくれるようになってきます。そのつど話をまとめておかないと、気づいた時にはものすごい情報量になっていることがあるので、整理は怠らないようにしておきましょう。

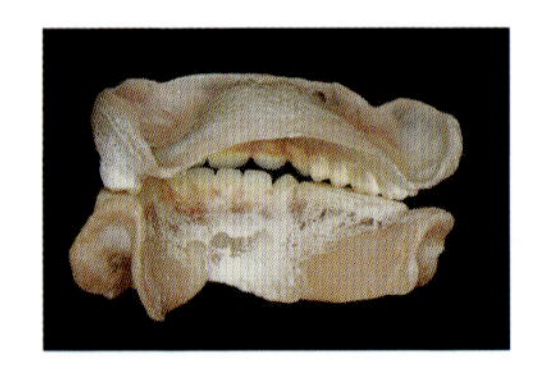

図 4-2-11 ● 清掃が不十分だと、劣化スピードと治療の進行スピードが逆転してしまい、治療にならない状態になってしまう。

4）義歯清掃はしっかりと

義歯の清掃をしっかり行わないと劣化が進み、一歩進んでも二歩下がってしまい、治療が進まないことがあります（**図 4-2-11**）。

COE-SOFTを盛り足した部分については、盛り足した当日は水で軽く洗うだけ、２日目以降は義歯ブラシで軽く擦るようにしてもらいます。それ以外の部位は、通常どおり義歯ブラシで擦り洗いです。義歯洗浄剤の使用は禁止です。洗浄剤によって劣化しやすくなるからです。

Part 5

ケースで学ぶ総義歯臨床

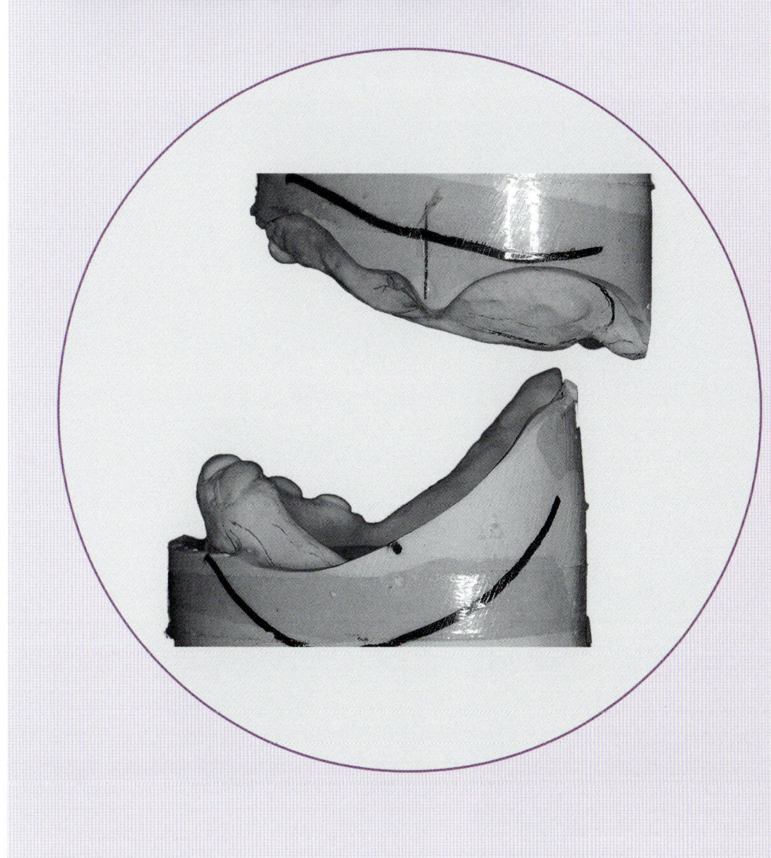

Case **1**

違和感が強く義歯装着できなかった患者に対処した症例

患者の概要

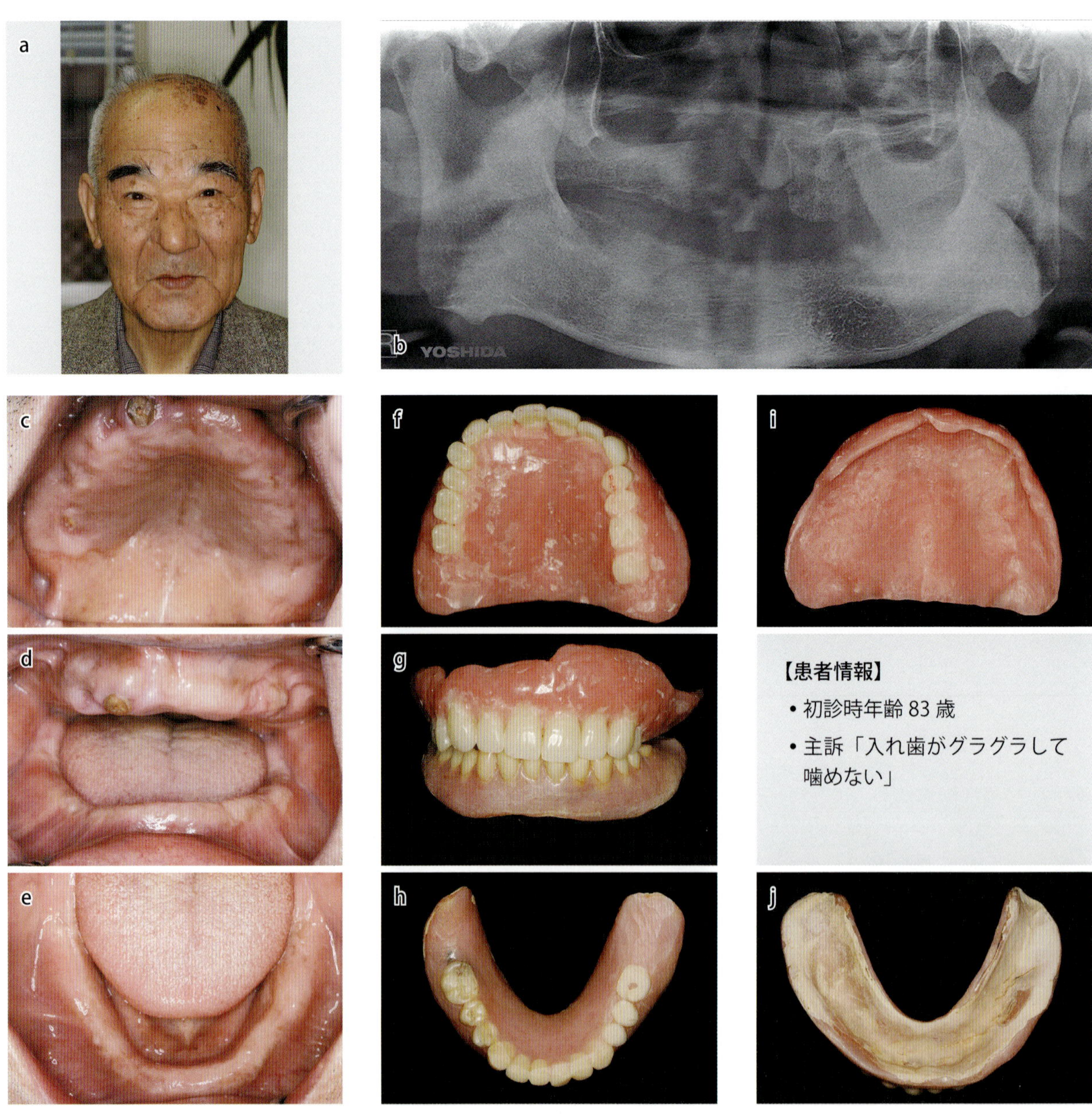

Case 1-1a～j ●患者の主訴は「入れ歯がグラグラして噛めない」。食事をする時以外は、違和感が強く義歯を外しているとのこと。上下顎ともに顎堤（歯槽骨）の状態は良好だった（b～e）。持参された義歯には前医によるリベースや粘膜調整を繰り返していたと思われる形跡が見られた。おそらく患者は「左側が痛い」と訴えていたと思われる。前医の咬合調整により、人工臼歯部の形態がおかしくなっていた（f～h）。

あるがままの形態の採得を目指した印象採得

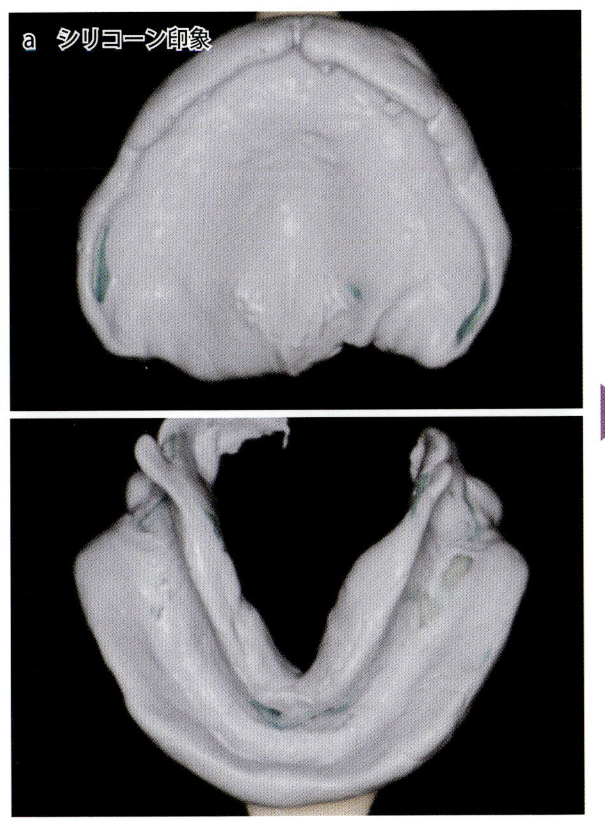

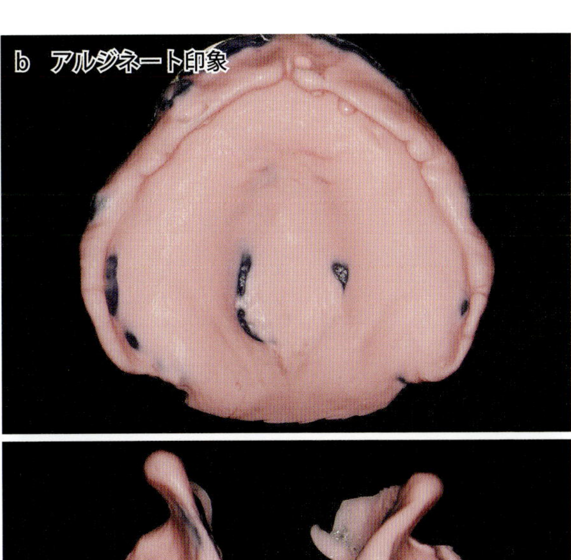

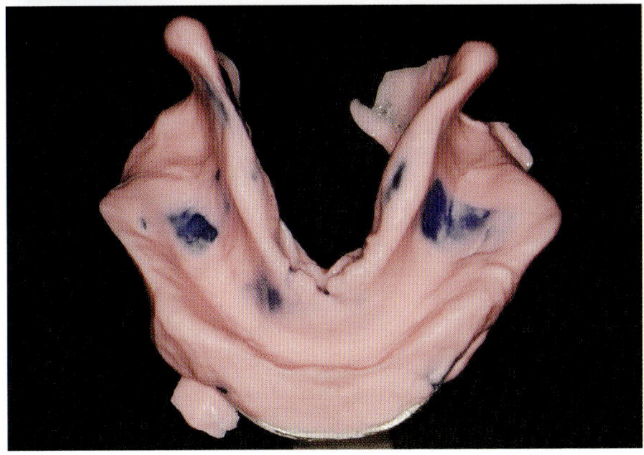

Case 1-2a ●初回印象時の印象面。当時はシリコーン印象材を使用して義歯を製作することが多く、加圧印象になっていたため、小帯や可動粘膜の変形を見逃していた。そのためこの印象をもとに製作した義歯では、患者の気にしていた左側の違和感が最後までなくならず、また「痛みはないが締めつけられている感じが残っている」と患者からの訴えがあった。

Case 1-2b ●患者の訴えを受け、シリコーン印象材からアルジネート印象材に変更し、できるかぎりあるがままの患者の状態を印象採得し、再度義歯を製作することにしました。

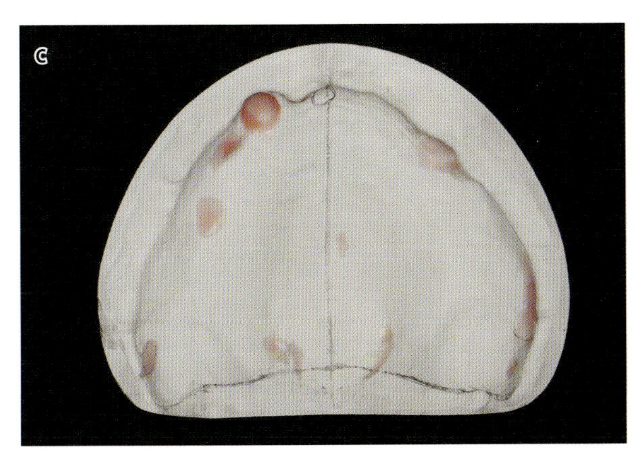

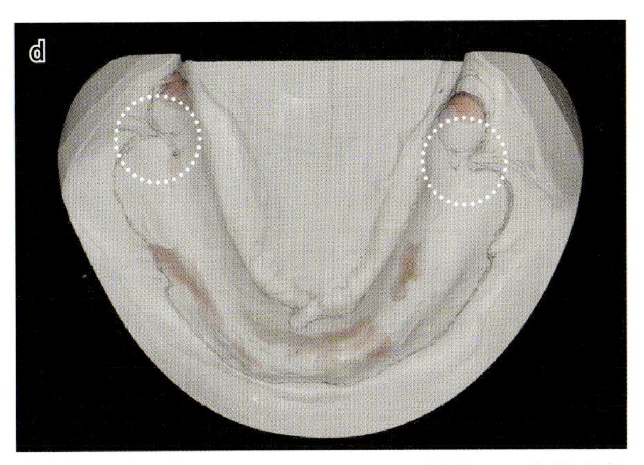

Case 1-2c、d ●アルジネート印象材により製作した模型。上下顎ともに小帯の形態がきちんと再現でき、染谷のスジ（白点線○部）もはっきりと確認できる。

咬合高径の設定

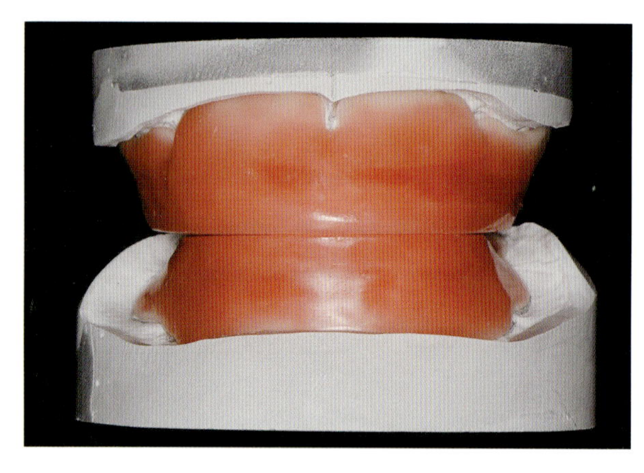

Case 1-3 ●咬合高径は規格模型（☞ P. 77 参照）どおりに製作し、鼻下点—オトガイ間距離は 77㎜ に設定した。

ゴシックアーチによる顎運動の確認

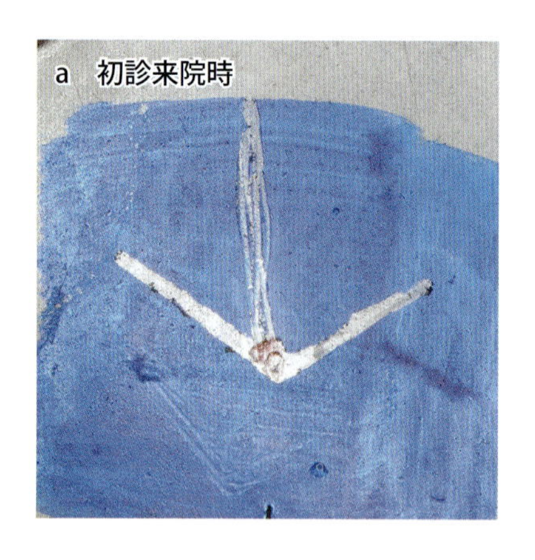

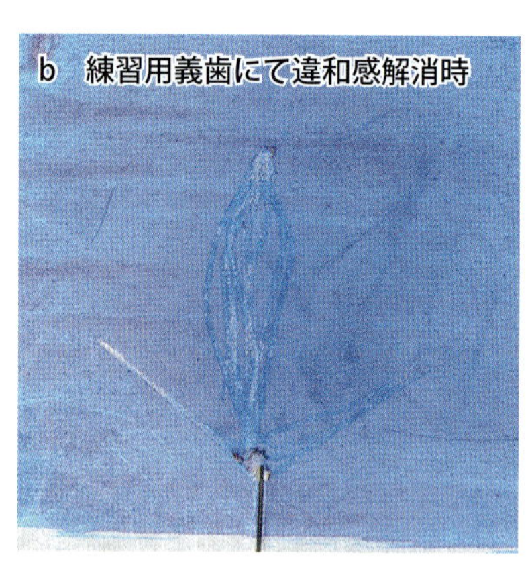

Case 1-4a、b ● a は初診来院時、b は練習用義歯にて違和感解消時のゴシックアーチ。右側運動時より左側運動時に往路と帰路の帰り道が異なること、前後運動時にも異なることがはっきりと描記できるようになった。これにより、多少なりともよい方向へ回復していることが推測できる。

咬合器付着

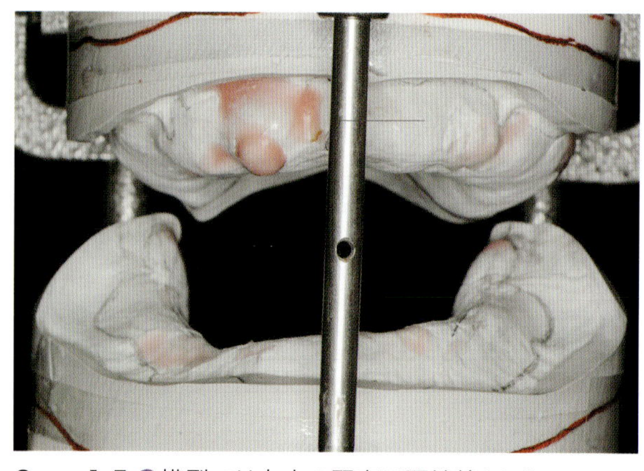

Case 1-5 ●模型では左右の翼突下顎縫線とレトロモラーパッドはつながっていないが、口腔内で連続してつながっているので、左右の距離や位置関係はシンメトリーになることが多い。咬合器に付着した際に必ずチェックする。

人工歯排列

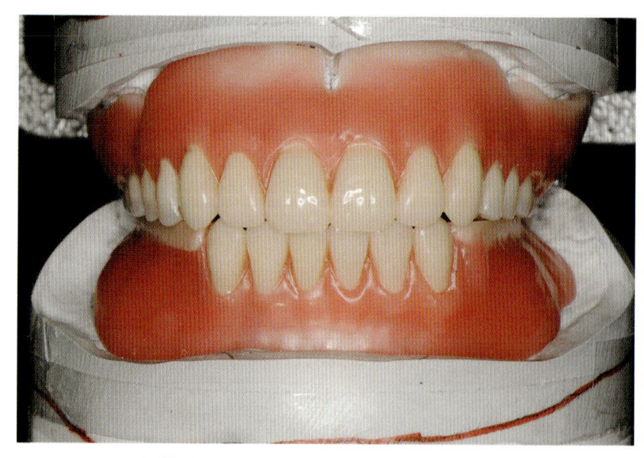

Case 1-6 ●前歯部はリップサポート、臼歯部はカンペル平面との平行性と体幹軸に対して垂直になるように咬合平面を設定したいことから、練習用義歯の試適時にそれらを見落とさないようにする。

あるがままの形態の採得を目指した印象採得

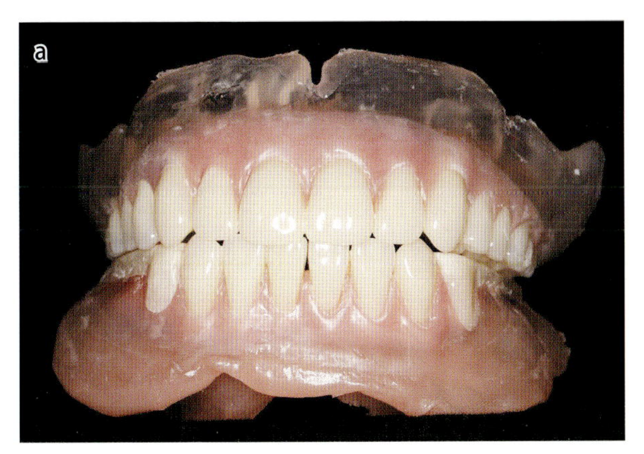

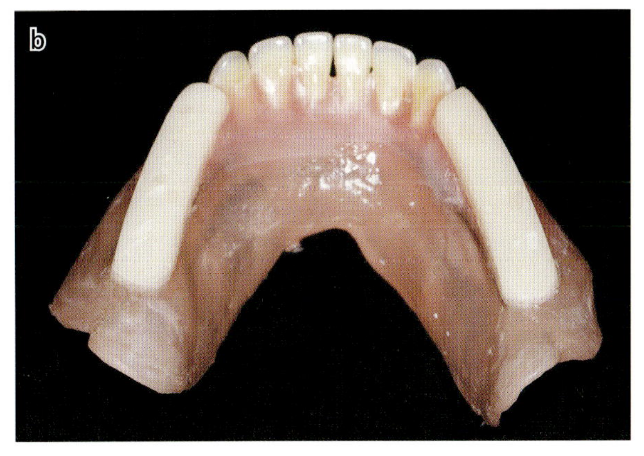

Case 1-7a、b ●練習用義歯。上顎に大小の小帯が多く見られ、左側の染谷のスジが顕著にあることがわかる。練習用義歯でリハビリをしつつ改善を図ったところ、左側の違和感、締めつけられる苦しい感じはなくなったことから、最終義歯を製作することにした。

最終義歯の完成

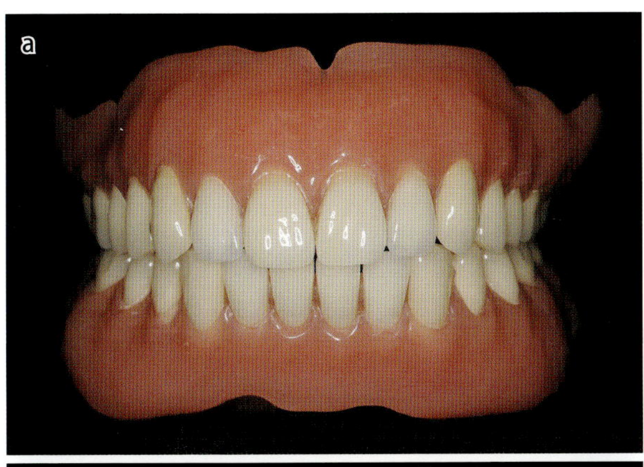

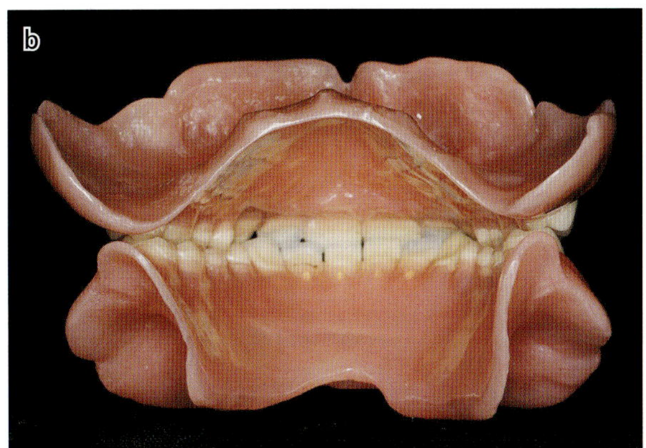

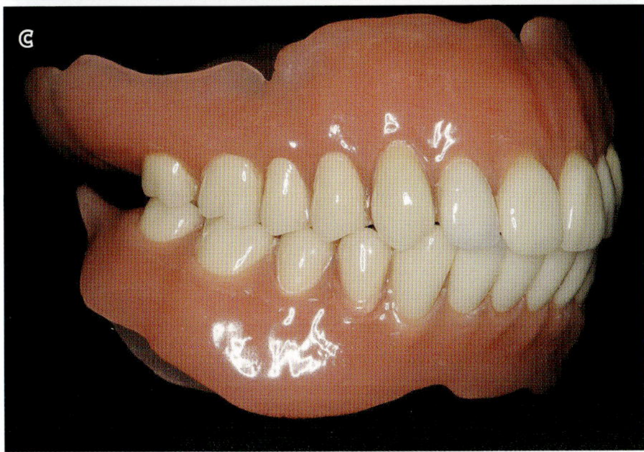

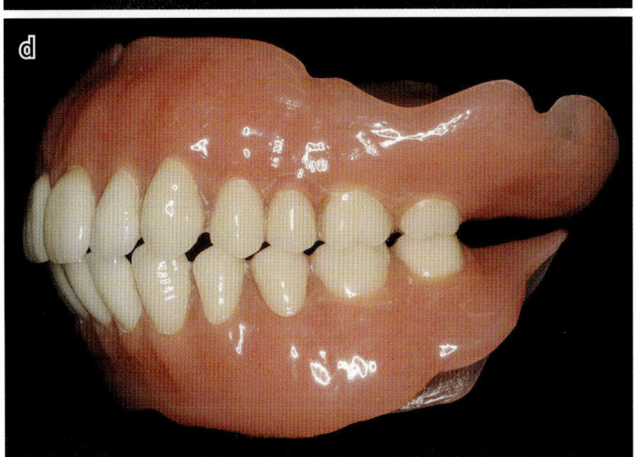

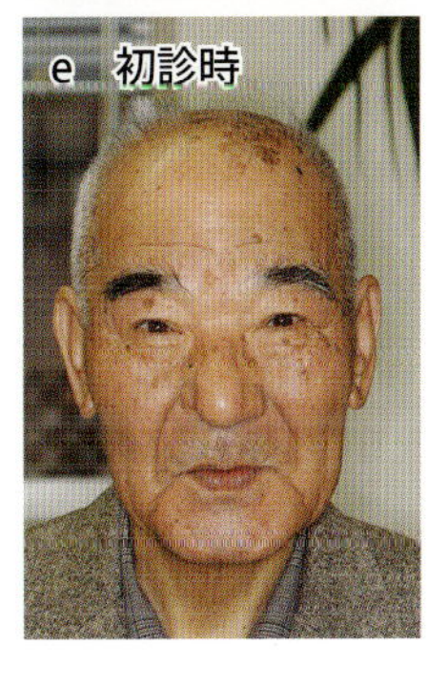

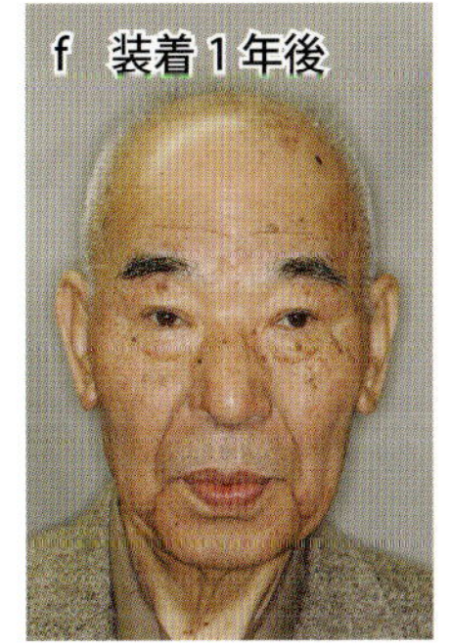

Case 1-8a～f ●最終義歯。小帯の形態、義歯床研磨面の口腔周囲筋を意識した形態、咬合平衡を意識した咬合彎曲と排列位置になっている。最終義歯装着後約１年経過しているが、患者満足も高く気にいって使っているとのこと。患者は「朝から晩まで入れていても大丈夫。食事をしても外れないし、なんでも噛める」と言っている。この患者は全身疾患のため食事が制限されているが、「なんでも食べられるようになって大変」と奥様よりうれしい悲鳴が届いている。

Case 2 審美を追求することで歯槽頂線を超えて排列した症例

患者の概要

【患者情報】

- 初診時年齢 75 歳
- 主訴「男前になって美味しく食事がしたい」

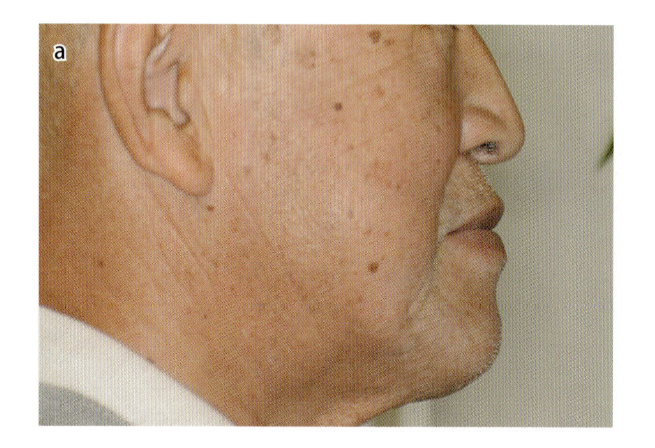

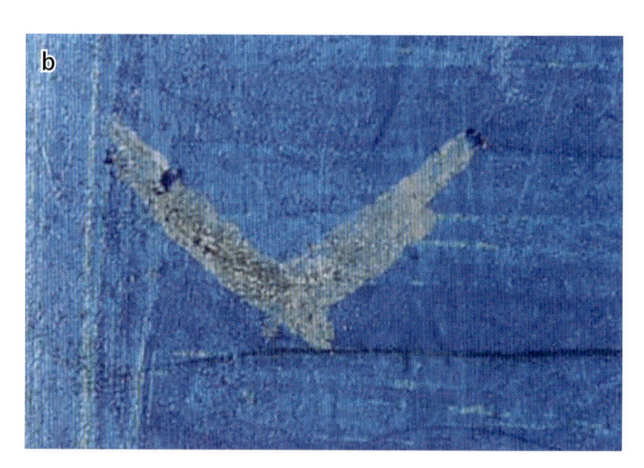

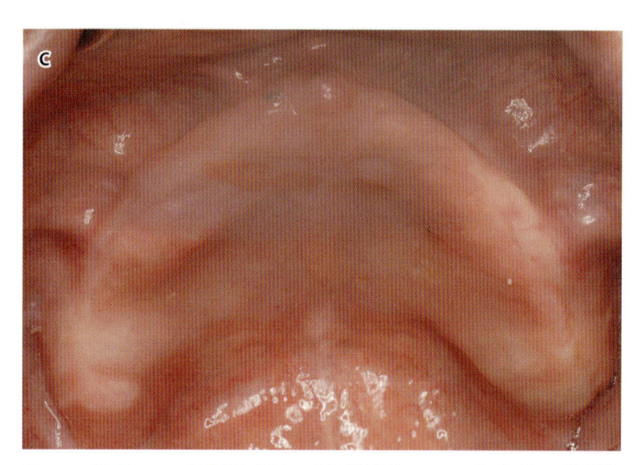

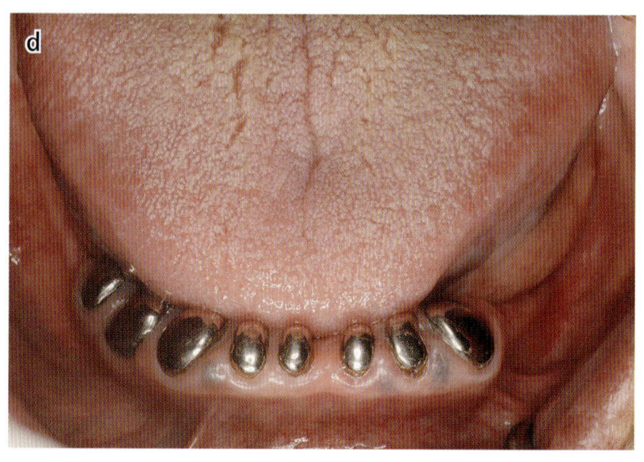

Case 2-1a ～ d ●患者は、「外出をしていても自分の顔が気になる」「髭を剃っても鼻の下に少し残るのが気になる」「もっと硬いものを食べたい」「2020 年の東京オリンピックまで元気に過ごしたい」など、新しい義歯による QOL の向上を期待していた。b のゴシックアーチが示すように、骨格的下顎前突のため、前後運動がほとんどできない。この患者には約 4 年前にも義歯を製作しているが、当時の筆者では鼻下部の豊隆の改善ができなかった。

Case 2 の難しいところ

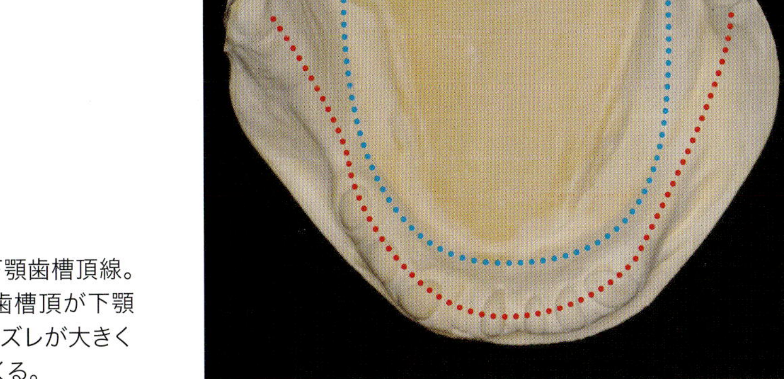

Case 2-2a ●青線は上顎歯槽頂線、赤線は下顎歯槽頂線。上下顎の顎堤吸収の傾向から考えても、上顎歯槽頂が下顎より小さいことは多々あるが、さらに前後的にズレが大きくなると審美的な要求に応えるのは難しくなってくる。

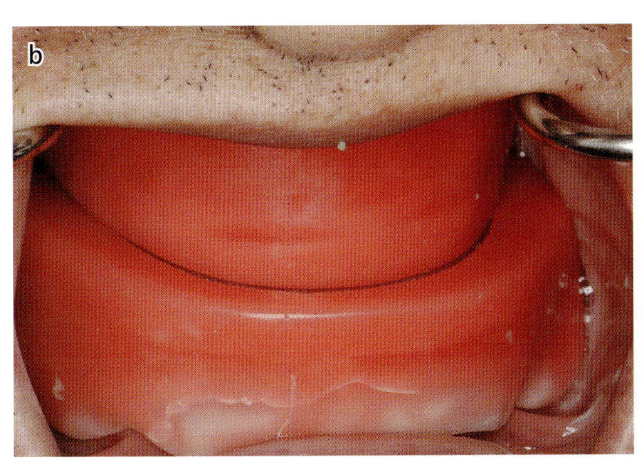

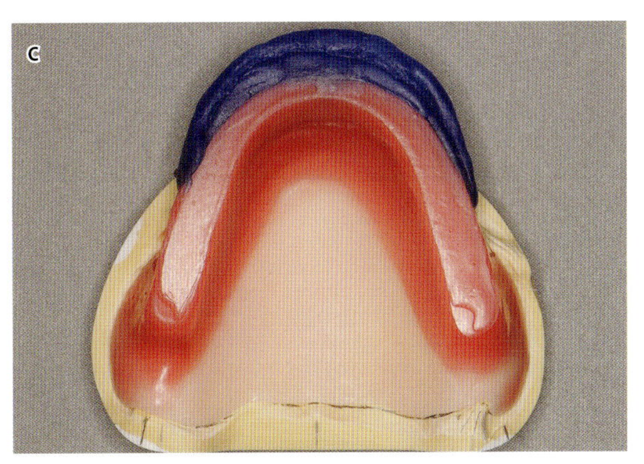

Case 2-2b、c ●通法どおり上下顎の歯槽頂に咬合床を製作して試適をしてみると、明らかに下顎が前方位（上顎が後方位ともいえるが）になっており、上顎のリップサポートは c のようにブルーワックスを足した分だけ不足していた。

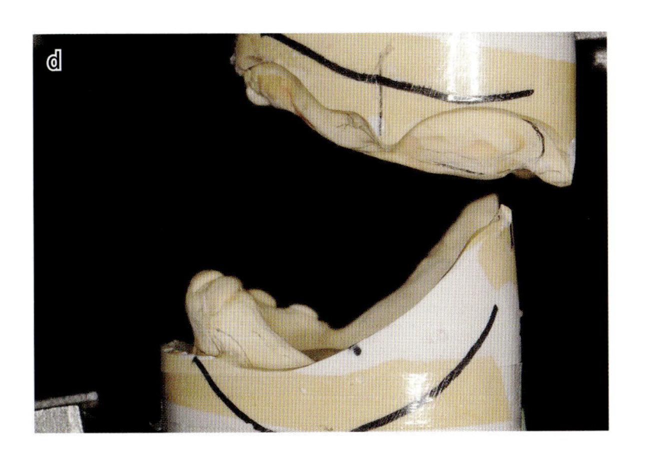

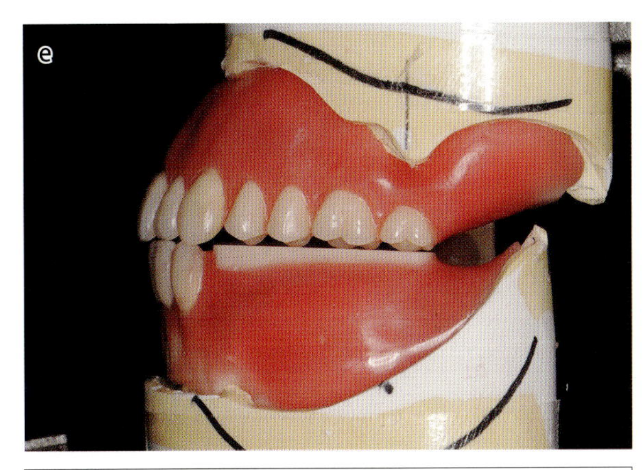

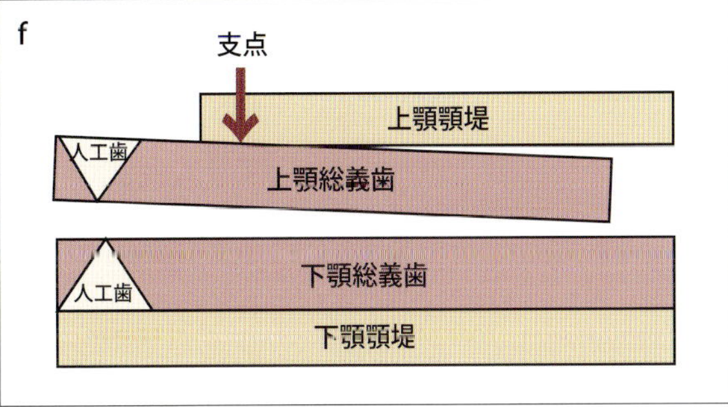

Case 2-2d ～ f ●つまり、本症例では f の模式図のように上顎顎堤より前方に人工歯を排列するため、上顎前歯部顎堤が支点になり、義歯床縁から大気が流入して義歯が離脱するという問題点があった。

歯槽頂線より前歯部を大きく前方に排列した場合の問題解決法

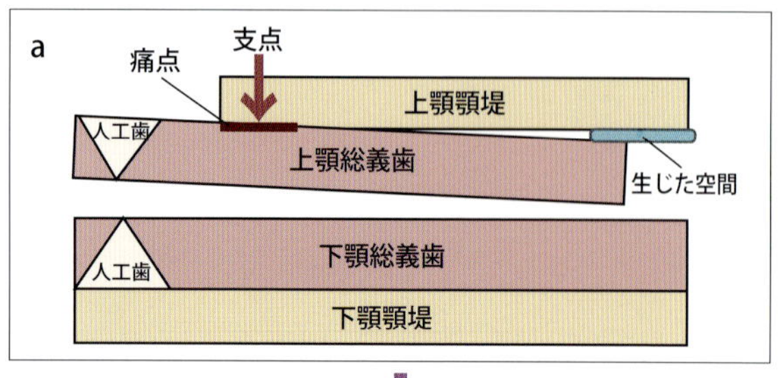

Case2-3a ● Case 2 では、後縁の適合性を高めることで支持力を向上し、作用点から離れた義歯辺縁からの大気の流入を防止する必要があった。

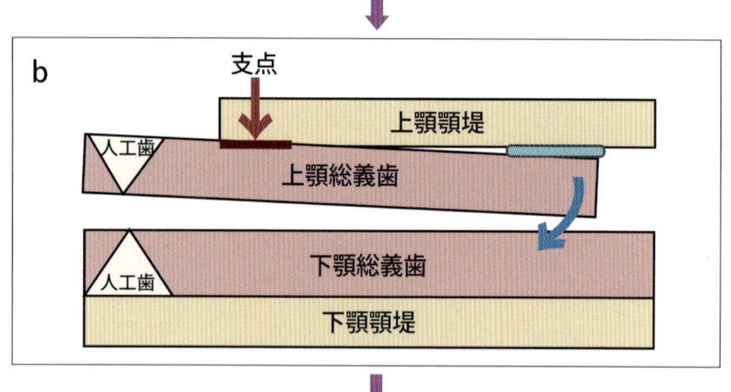

Case 2-3b ●大気が流入することにより、義歯は離脱してしまう。

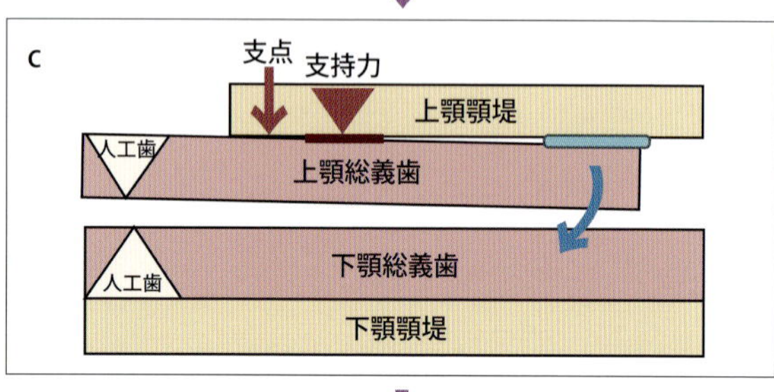

Case 2-3c ●支持力を増加させることで離脱力は防げるものの、咬合力（機能圧）が高まるため、支点になっている部位に疼痛が生じてくる。そのため部分的な当たりを調整して、支持面積の拡大を図る必要がある。

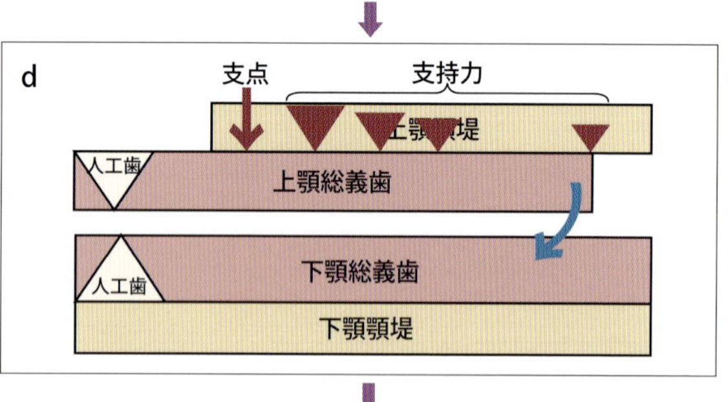

Case 2-3d ●支点になっている部位の調整を繰り返していくことで支持面積が増え、より強い支持力を得ることができるようになる。つまり、簡単には外れにくくなり、患者の違和感もなくなってくる。

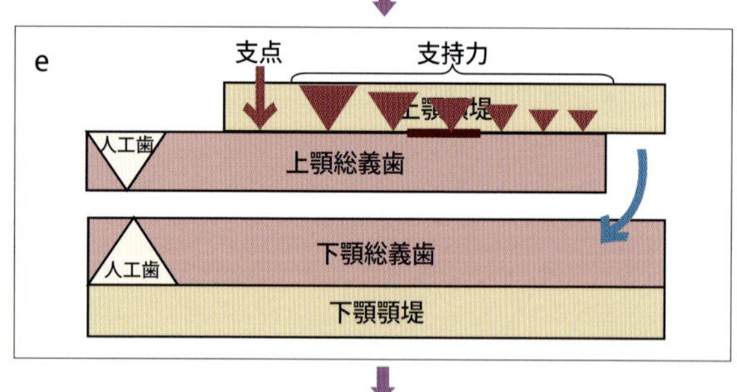

Case 2-3e ●この時、支点はどんどん後方に移動するのではなく、どこにでも行ったり来たりするので、注意深く観察する必要がある。

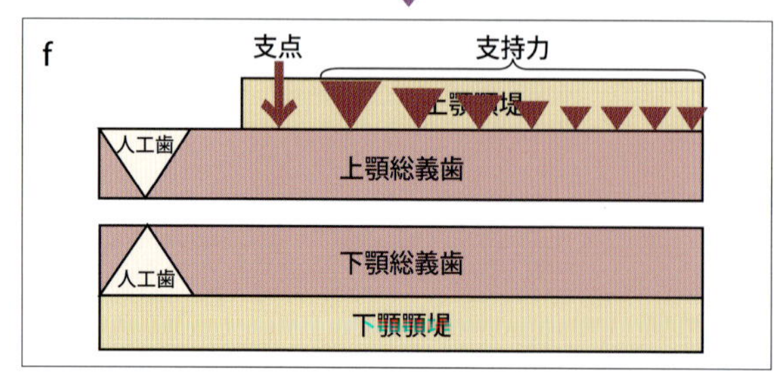

Case 2-3f ●それでも支持力が足りない場合は、さらに義歯床面積の拡大を図るため、後縁の延長も検討しなければならない。

Case 2 における臼歯部排列の考えかた

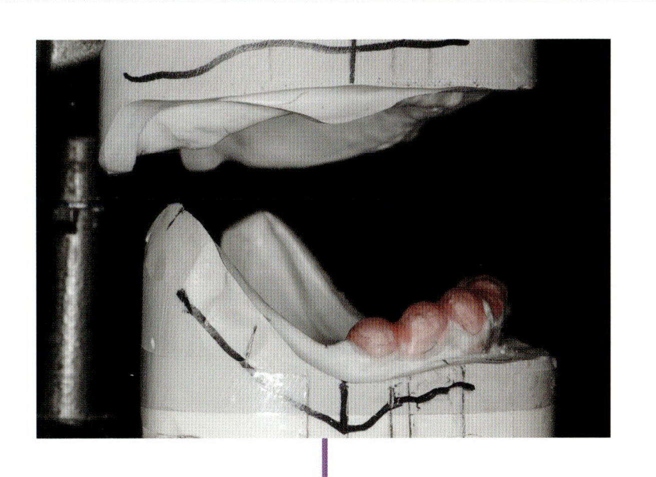

通法どおりでは…

顎堤の吸収度合いを考慮すると……

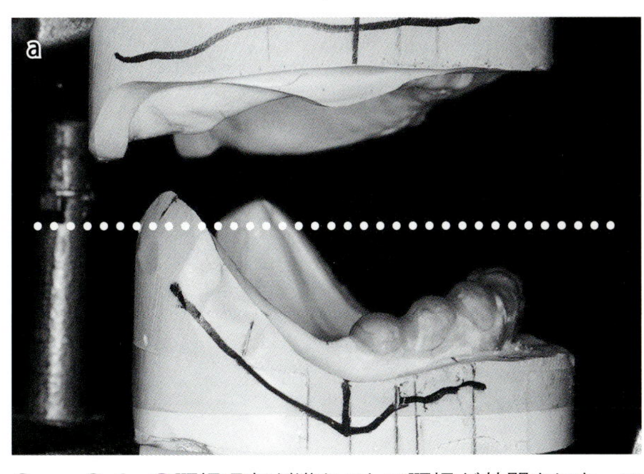

Case 2-4a ●顎堤吸収が進むことで顎堤が外開きになってしまうことがある。この症例は下顎前歯部に残存歯があったため、最小限にとどまっている。咬合平面をカンペル平面に平行に配列すると、義歯が顎堤に対して垂直に力がかからないので滑ってしまい、痛くて噛めない、動いて痛いなどの訴えが多くなると予想できる。

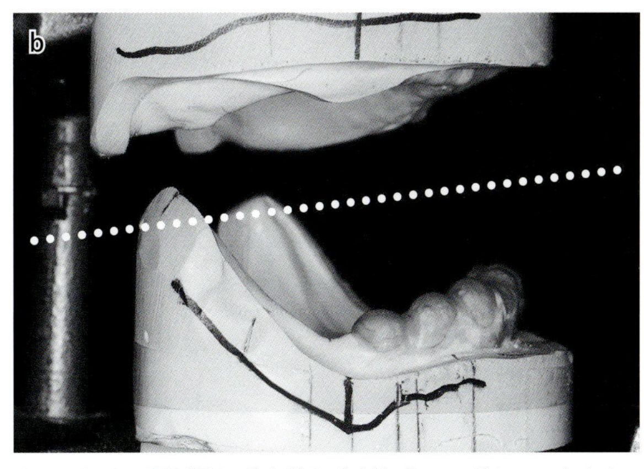

Case2-4b ●顎堤に垂直的に力が加わって欲しいことから、顎堤に対して生理的なゾーンの中で、まず咬合平面を調整し、そして人工歯に調節彎曲を与え、咬合面を顎堤と平行にする必要があると考えた。

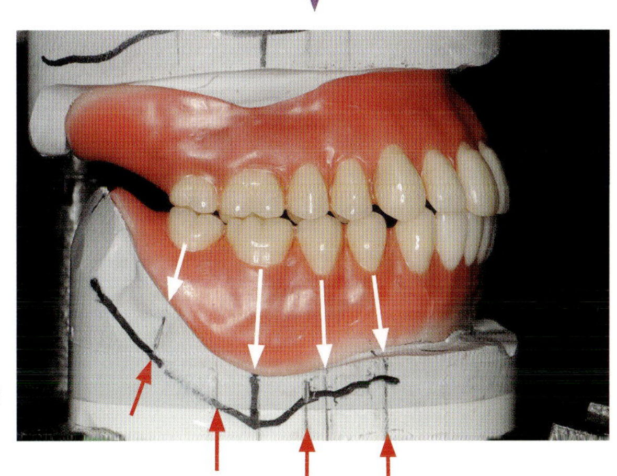

Case2-4c ●赤矢印が示す線は、下顎の顎堤に対して人工歯を配列したい位置で、かつ顎堤の垂線を示す。

最終義歯の完成

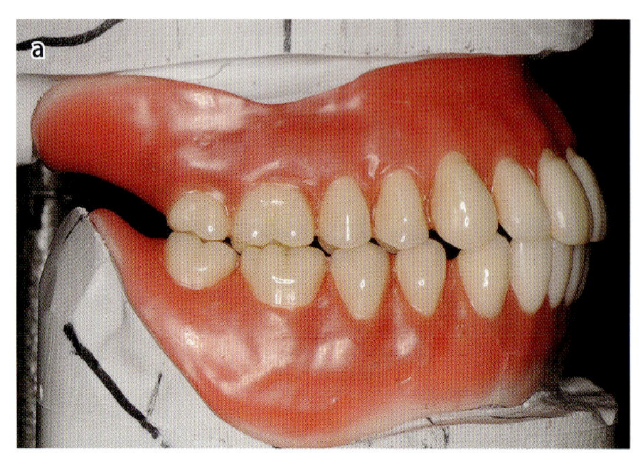

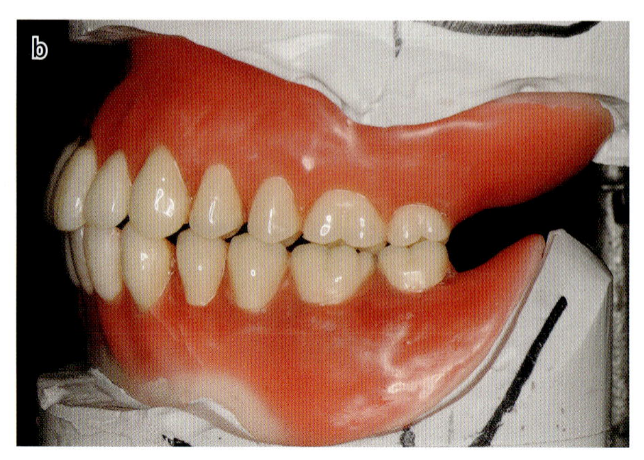

Case 2-5a、b ●強い調整彎曲になりすぎないようにしながら、顎堤に対して垂直に力が加わるように意識した。大臼歯の人工歯の向きが異なることに気づかれただろうか？

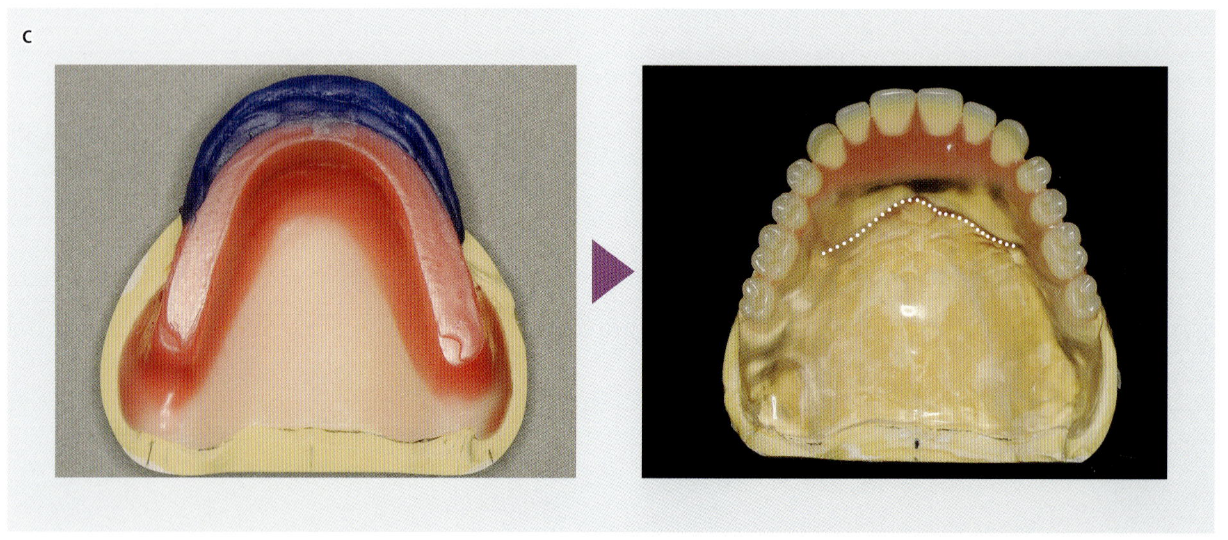

Case 2-5c ●上顎歯槽頂の位置（点線）から、かなり前方に人工歯を排列していることがわかる（本来であればライブピンクの床用レジンを使用するが、ここではわかりやすくするため、練習用義歯の写真を提示）。

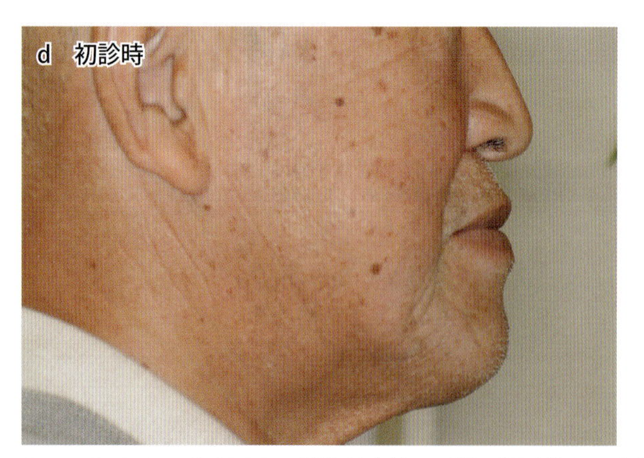

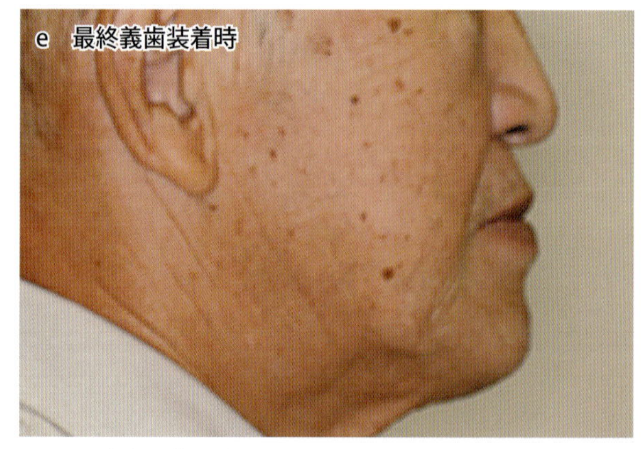

Case 2-5d、e ●鼻下点の豊隆が改善し下顎下縁形態まで変化している。患者は「ひげそりをする時にそり残しがなくなったし、顔貌もかっこうよくなった」と満足された。

おわりに

最後まで読んでくださり、本当にありがとうございます。本書は、歯科医師と患者さんが１対１で義歯を製作するのではなく、お互いができることを最大限に発揮できる、そんなシステム作りに役立つ誰でもすぐにトライできるものを目指して執筆しました。内容についてご指摘などがございましたら、教えていただけたら幸いです。

歯科大学を卒業して 20 年。人生でいえば成人式を迎える節目の年です。このようなタイミングで、もりや歯科が行っている総義歯臨床をお伝えする機会を得て、はじめての執筆活動を不慣れながらも続けることができました。これは、１年６か月間にも及ぶ執筆活動期間中も、筆者を信じて通われる患者さんとその家族、サポートしてくれるもりや歯科のスタッフたち、技工をしてくれる歯科技工士の水上泰宏氏と中村欣央氏の力があったからです。

もりや歯科の存在意義であり、筆者自身の使命と感じていることは、『良好な歯で美味しく楽しく家族と一緒の食事をして、人生を豊かに過ごすことをサポートする』ことです。特に、義歯装着者の悩みが多いので義歯治療に本気で取り組んでいます。やっていることは特別なことではなく、今まで言われてきたことをチーム力でカバーをしているだけです。本書には、筆者が普段行っている臨床をそのまま正直に記載しました。

そんな筆者が義歯治療で大事にしていることは『私からけっして諦めない』ということです。患者さんは今までにいくつかの歯科医院で義歯を製作していることがあります。もりや歯科に来院する時には入れていない人もいます。あるいは、入れているけど不満がある人もいます。入れていない人は、なぜ入れるのをやめてしまったのでしょうか？もしかしたら、歯科医師の「入れ歯はこんなもの」という言葉で嫌になってしまったかもしれません。また、何度も調整してもらったものの一向によくならないことに嫌気がさしてしまったかもしれません。どのようなきっかけがあったかはわかりませんが、１つだけはっきりしていることがあります。それは『患者さん自身が入れ歯を入れることをやめた（諦めた）』と決断したことです。そのような経験をしているにもかかわらず奮起してもう一度チャレンジをしようと来院した患者さんに対して、筆者が言えることは『私からけっして諦めません』だけです。今までに数千人以上の患者さんの義歯を 2,000 床以上製作していますが、１人たりとも言ったことはありません。筆者は頑固者なのです（笑）。

最後になりましたが、筆者のことを仕事場と家庭で支えてくれている妻、家事をほぼしない筆者のために何でもやってくれる義母と、ほったらかしでもすくすく成長してくれている子どもたち、そしてたえず筆者の健康を気にかけてくれている両親に、この場をお借りして感謝の言葉を贈ります。また、本書の編集から助言などすべてのことに真剣に向き合ってくださったインターアクションの木村さんほか、さまざまな面で支えになってくださるすべての方にも、感謝の言葉を贈ります。

2017 年 11 月
森谷良行

【参考文献一覧】

1. 深水皓三（編著），阿部伸一，堤嵩詞，岡田尚士（著）．治療用義歯を用いた総義歯臨床．京都：永末書店，2014.
2. 堤嵩詞，深水皓三（編）．歯科技工別冊．目でみる人工歯排列&歯肉形成．実力アップのための Training with Basics．東京：医歯薬出版，2005.
3. 日本補綴歯科学会（編）．歯科補綴学専門用語集．第 4 版．東京：医歯薬出版，2015.
4. Uhlig H（著），小山正宏（訳）．ウーリッヒ総義歯学．東京：医歯薬出版，1982.
5. 堤嵩詞，平岡秀樹．総義歯づくり すいすいマスター．総義歯患者の「何ともない」を求めて．時代は患者満足度．東京：医歯薬出版，2014.
6. Boucher CO（著），松本直之，田中久敏（訳）．バウチャー コンプリートデンチャー．東京：医歯薬出版，1981.
7. Hirsch B, Levin B, Tiber N. Effects of patient involvement and esthetic preference on denture acceptance. J Prosthet Dent 1972;28(2):127-132.
8. Beresin VE, Schiesser FJ. The Neutral Zone in Compete Dentures. Principles and technique. London: CV Mosby, 1973.
9. 阿部二郎（監修），生田龍平，小久保京子，小林靖典，戸田篤，松丸悠一．ひとつではない、噛める総義歯の姿．QDT Art & Practice 別冊．東京：クインテッセンス出版，2013.
10. 日本大学歯学部総義歯補綴学講座による調査（非文献資料）

【その他の参考文献】

- Bosshart M. Funktion & Ästhetik. Rehabilitation des Unbezahnten nach der Original-Gerber-Methode. Ifenpfad: Quintessence Publishing, 2014.
- 宮下邦彦．頭部 X 線規格写真法の基礎．東京：クインテッセンス出版，1999.
- 細井紀雄，阿部實，水野行博（編）．チェア・サイド&ラボ・サイド．コミュニケーションで成功するデンチャー・トリートメント．東京：医歯薬出版，2008.
- Pound E（著），坂本勲（訳），櫻井薫（監訳）．患者との信頼関係を築く総義歯製作法．ティッシュコンディショナーを活用して．歯科医師マニュアル．東京：若葉出版，2009.
- 近藤弘，近藤博保，布川澄．Quality　Control から見直す総義歯治療入門．東京：医歯薬出版，2007.
- 沖野節三．総義歯補綴学．京都：永末書店，1964.
- 豊田静夫，松本直之，森谷良彦（編集）．標準補綴学総論．コンプリートデンチャー．東京：医学書院，1989.
- Moriya Y. Complete Denture Prosthodontics. A Manual for Pre-Clinical Procedures. Vol. 1, No. 2. Tokyo: Shintou Insatsu, 1984, 1994, 1999.
- 長谷川成男，坂東永一（監修）．臨床咬合学事典．東京：医歯薬出版，1997.
- Körber K-H. 田端恒雄，河野正司，福島俊士（訳）．ケルバーの補綴学．第 1 巻．東京：クインテッセンス出版，1982.
- Körber K-H. 田端恒雄，河野正司，福島俊士（訳）．ケルバーの補綴学．第 2 巻．東京：クインテッセンス出版，1984.
- 中村嘉男．咀嚼する脳．咀嚼運動をコントロールする脳・神経の仕組み．東京：医歯薬出版，2005.
- 森本俊文（監修）．新・口腔の生理から？を解く．東京：デンタルダイヤモンド社，2012.
- 鱒見進一, 大久保力廣, 皆木省吾, 水口俊介（編著）．総義歯治療失敗回避のためのポイント 45．なぜ合わないのか、なぜ噛めないのか．東京：クインテッセンス出版，2014.
- 佐藤勝史．What is Suction Denture?（開業医のための実践デンチャーシリーズ 4）．東京：デンタルダイヤモンド社，2014.
- 阿部二郎，小久保京子，佐藤幸司．4-STEP で完成．下顎吸着義歯と BPS パーフェクトマニュアル．全無歯顎症例に対応．東京：クインテッセンス出版，2011.
- 上浜正，深水皓三，諏訪兼治．噛める、笑える、おいしい・入れ歯．治療義歯システムで作る健康義歯．船橋：東京経済，2003.
- 寺下和平．口から人がみえる．歯科医療は愛．京都：あいり出版，2015.
- 住岡輝明．構造医学事始．歩きと冷やしの診療奮戦記．東京：エンタプライズ，2003.
- 吉田勧持．構造医学．自然治癒のカギは重力にある！ 東京：エンタプライズ，1999.
- 福岡伸一．動的平衡．生命はなぜそこに宿るのか．東京：木楽舎，2009.
- 福岡伸一．動的平衡 2．生命は自由になれるのか．東京：木楽舎，2011.
- 伊藤守．図解もしもウサギにコーチがいたら．「やる気」を引き出す 33 の方法．東京：大和書房，2005.
- 下地寛也．コクヨの 1 分間プレゼンテーション．東京：中経出版，2011.
- 杉本真樹．医療者・研究者を動かすインセンティブプレゼンテーション．東京：アスキー・メディアワークス，2014.

付　録

総義歯製作・目標達成チェックリスト

ステップ	最低限の達成ポイント	ここまでは到達したいゴール	ここまでできれば一人前
問診	□ 問診表を確認している □ 主訴を確認している	□ 本当に患者が望んでいることを理解している	□ 患者と思いを共有してる
義歯に関与している解剖学	□ 名称を知っている □ 部位を知っている	□ 特徴を理解している	□ 口腔内の位置と一致している
診査・診断	□ 可動粘膜、非可動粘膜の位置を把握している □ 小帯の可動範囲を把握している □ 完成義歯の外形線の予想ができる	□ 開口量を把握している □ 顎運動（顎関節）を把握している	□ 旧義歯の顎位を参考に、新製可能か判断できる
主訴の解決	□ 旧義歯の問題点を把握できる □ 旧義歯の改善点を患者に理解させることができる □ 脱落と疼痛を除去できる	□ １日で旧義歯の改善点を修理できる □ 患者が修理した旧義歯を脱着できる	□ 患者が喜んでくれた
概型印象採得	□ 適切な大きさの既成トレーを選択できる	□ 過不足なく印象採得できる	□ 再印象する判断と決断ができる
スタディキャストづくり	□ 過不足なく石膏を盛りつけられる □ 適切なトリミングができる	□ 印象を消毒できる	□ 印象を変形させないで石膏を盛り付けできる

ステップ	最低限の達成ポイント	ここまでは到達したいゴール	ここまでできれば一人前
各個トレー製作	□ 義歯外形線を描くことができる □ 各個トレー外形線を描くことができる	□ 使用する印象材によってスペーサー・ストッパーを調節できる	□ 均一な厚みで各個トレーを製作できる □ 正中・咬合平面を目安に、撤去用ノブ（柄）の向き・長さを適切につけることができる
印象採得	□ トレーの試適ができる □ 使用するトレーをカスタマイズできる □ 舌の誘導ができる □ 患者への協力をうながすことができる □ アシスタントと連携できる	□ ありのままの口腔内を想像できている □ 使用する印象材がベストの状況になる工夫をしている □ 硬化するまでの口腔内保持する力加減を工夫している □ 硬化した印象を外す際に変形を最小限にする工夫をしている	□ 印象面を見て、良否の判断ができる □ 変形させている可能性がある部位を把握できる
作業模型づくり	□ 採得した印象材の変形防止をしている □ 石膏の混水比を守っている □ 石膏硬化まできちんと保管している（湿箱の使用、正しい向き）	□ 最終義歯の外形線の把握ができる □ 適切なボクシングができる □ 過不足ないトリミングができる	□ 変形させた可能性がある部位の把握ができる □ 変形部位の補正ができる
咬合床づくり	□ 義歯外形線を正確に書ける □ アンダカット部の補正ができる □ 歯槽頂線の記入ができる	□ 適合のよい基礎床を製作できる □ 適正な形態の蝋堤を製作できる	□ 上下顎咬合床で口腔内の状況を予想できる
咬合採得	□ 咬合床の適合状態をチェックできる □ 咬合平面の確認ができる（カンペル平面との一致） □ 上下顎咬合平面の一致性の確認ができる □ 正中線を記入できる	□ 維持力が十分にあるか把握できる □ 上顎リップサポートのボリュームを確認している □ 下顎リップサポートのボリュームを確認している □ 咬合高径の確認ができる	□ 咬合採得時の緊張度（筋肉とメンタル）を理解している □ 患者の姿勢を確認している □ 咬合位の再現性を確認している

ステップ	最低限の達成ポイント	ここまでは到達したいゴール	ここまでできれば一人前
人工歯選択	□ 人工歯の大きさ・形態を確認している	□ 患者が旧義歯の気に入っていたところ・嫌だったところを把握している □ 患者の好み・気に入っていることを確認している	□ 食生活を考慮した人工歯を選ぶことができる
人工歯排列	□ 歯槽頂線と顎堤の状況に合わせて排列できる	□ 個性をある程度以上付与できる □ 歯肉形成が機能解剖に準じている	□ 力のベクトル方向を考慮できる □ 審美的要素を踏まえて排列できる
試適	□ 基礎床の適合性を確認している □ 上下顎人工歯の正中の一致を確認している □ このステップを過ぎると後戻りできないことを伝えている	□ 咬合採得した中心位と中心咬合位の一致を確認している □ リップサポートの確認・調整ができる □ 顔貌との調和を確認している	□ 患者の第一印象が「気にいっている」
完成	□ 適合状態を確認している □ 維持力を確認している □ 咬合位を確認している □ 清掃方法・保管方法を説明している	□ 患者のトレーニングができる □ 疼痛時の対策について説明している	□ 今後の食生活について説明している □ 家族に対し配慮している（食事のこと・慣れるまでの期間・顔貌の変化）
メンテナンス	□ 何も確認をしないで長期間そのままにしておくことの欠点を伝えている □ 使用上の注意点を説明している（自分で調節しない、熱湯をかけないなど） □ 清掃方法・保管方法を説明している	□ メインテナンスの意味を理解させることができる	□ 消耗してしまう部分があることを理解させることができる

患者さんの心をつかむ総義歯臨床
「できない」が「できる！」に変わるスキルアップのコツ

2017年11月20日　第1版第1刷発行

監修　森谷良彦（もりや よしひこ）／深水皓三（ふかみず こうぞう）
著　森谷良行（もりや よしゆき）
発行人　畑めぐみ
装丁・デザイン　日敷佳代
発行所　インターアクション株式会社
東京都武蔵野市境南町2-13-1-202
電話　070-6563-4151
FAX　042-290-2927
web　http://interaction.jp
印刷・製本　シナノ印刷株式会社

ISBN 978-4-909066-03-9 C3047
定価は表紙に表示しています